EXAMEN FONCTIONNEL

DU

LABYRINTHE

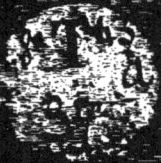

E. J. MOURE & P. CAUZARD

EXAMEN FONCTIONNEL

DU

LABYRINTHE

(APPAREILS DE L'AUDITION ET DE L'ÉQUILIBRE)

PARIS

O. DOIN ET FILS, ÉDITEURS

8, place de l'Odéon, 8

1909

EXAMEN FONCTIONNEL DU LABYRINTHE[1]

(APPAREILS DE L'AUDITION ET DE L'ÉQUILIBRE)

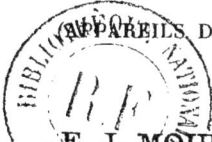

par MM.

E. J. MOURE,
Professeur adjoint à la Faculté
de Médecine de Bordeaux.

Pierre CAUZARD,
Chef de Clinique aux Sourds-Muets
Otologiste adj' de Furtado-Heine.

PREMIÈRE PARTIE

I. NOTIONS
D'ANATOMIE NORMALE ET COMPARÉE

Le labyrinthe, ou oreille interne, est l'appareil sensoriel dans lequel se termine le nerf auditif. Ce nerf est constitué par deux genres de fibres : les unes, fibres acoustiques proprement dites; les autres, fibres vestibulaires. Cette division terminale de l'acoustique se retrouve dans le système osseux du rocher qui contient l'organe sensoriel lui-même. Une partie, appelée limaçon, est reliée à l'autre, ou canaux semi-circulaires, au moyen du vestibule, cavité qui fait communiquer le limaçon avec les canaux semi-circulaires.

Cette distinction entre deux appareils d'une configuration si variable s'explique par la fonction qui leur est dévolue. L'embryogénie nous explique cette dualité, car, si l'on étudie ce qui correspond à l'oreille humaine, chez les poissons, par

---

1. Travail communiqué en partie au Congrès de la Société française d'oto-rhino-laryngologie, mai 1909.

exemple, on s'aperçoit qu'ils possèdent un labyrinthe composé d'une cavité centrale, ou vestibule, avec un utricule et trois canaux semi-circulaires; mais que le limaçon n'existe pas chez eux.

Chez les serpents, un limaçon rudimentaire est représenté par un tour de spire.

Chez les oiseaux, les canaux semi-circulaires sont très développés, tandis que le limaçon reste rudimentaire.

Chez les mammifères, l'appareil auditif est semblable à celui de l'homme, et chez lui les ondes sonores parviennent à l'oreille interne par l'intermédiaire d'une oreille moyenne, après avoir été reçues par un entonnoir, ou pavillon.

Il apparaît donc que l'appareil des canaux semi-circulaires nous est commun avec une grande partie de l'échelle des vertébrés. Toutefois, c'est dans l'espèce humaine que le limaçon est le mieux développé; ce qui se comprend d'autant mieux que, cet organe étant spécialement destiné à la sensation auditive, ce sens a besoin d'être très perfectionné chez l'homme, à cause de ses rapports avec la fonction du langage.

Nous devons faire remarquer que si l'innervation auditive est plus élevée et plus parfaite, elle est cependant moins bien connue que celle de la vue. Ce qui distingue le sens de la vision de celui de l'ouïe, c'est que sans ce dernier existent deux éléments : l'un, commun à toute sensation, la notion de la localisation extérieure; l'autre, la notion spécifique, ou audition proprement dite.

Sans vouloir faire l'anatomie détaillée du labyrinthe, nous rappellerons que tout le système osseux est doublé intérieurement d'un appareil membraneux, de la même configuration, plus ou moins mobile dans ce dédale osseux; le labyrinthe membraneux est entouré d'un liquide, dit périlymphe, sauf en un seul point par lequel pénètrent les fibres nerveuses, c'est-à-dire les branches vestibulaire et cochléaire du nerf acoustique. A l'intérieur du labyrinthe membraneux se trouve un autre liquide, l'endolymphe, qui peut circuler de l'un à l'autre des deux systèmes différenciés du labyrinthe : appareils canaliculaire et cochléaire [1].

Appareil auditif proprement dit.

A. Limaçon. — Nous rappellerons que le limaçon est constitué par un tube roulé en spirale, divisé en deux parties par une paroi mi-osseuse et mi-membraneuse. La portion osseuse s'appelle lame spirale et la portion molle, membrane de Corti.

On distingue ainsi deux rampes : 1° l'une, placée en avant de la lame spirale tournée vers le sommet du limaçon, correspond par sa base à la fenêtre ovale et communique avec le vestibule s'ouvrant sur sa partie antérieure et inférieure, rampe vestibulaire ; 2° l'autre répond à la fenêtre ronde sous-jacente, c'est la rampe tympanique.

Ces deux extrémités basales sont nettement séparées, tandis qu'au sommet du limaçon ces deux rampes communiquent, ce qui permet la circulation du liquide endolymphatique, la lame spirale s'arrêtant avant le sommet du limaçon pour se terminer en crochet : hélicotrème.

La membrane basilaire est doublée d'une membrane dite « de Reissner », qui limite avec elle dans la rampe vestibulaire un espace fermé, endolymphatique, formant le canal cochléaire proprement dit, dans lequel se trouve l'épithélium sensoriel si différencié qui constitue l'organe de Corti. Cette rampe, dite vestibulaire, serait mieux dénommée auditive, puisqu'elle contient l'organe récepteur des sensations auditives.

Sans entrer dans la description de l'organe de Corti, nous

1. Les auteurs ne sont pas du même avis sur la composition de ce liquide endolymphatique : il serait pour les uns aussi limpide que celui de l'espace périlymphatique, analogue au liquide céphalo-rachidien. Pour d'autres, en particulier Yves Delage, Marage, il serait visqueux.

rappellerons que trois organes sont particulièrement intéressants : les piliers externes et internes, les cellules ciliées

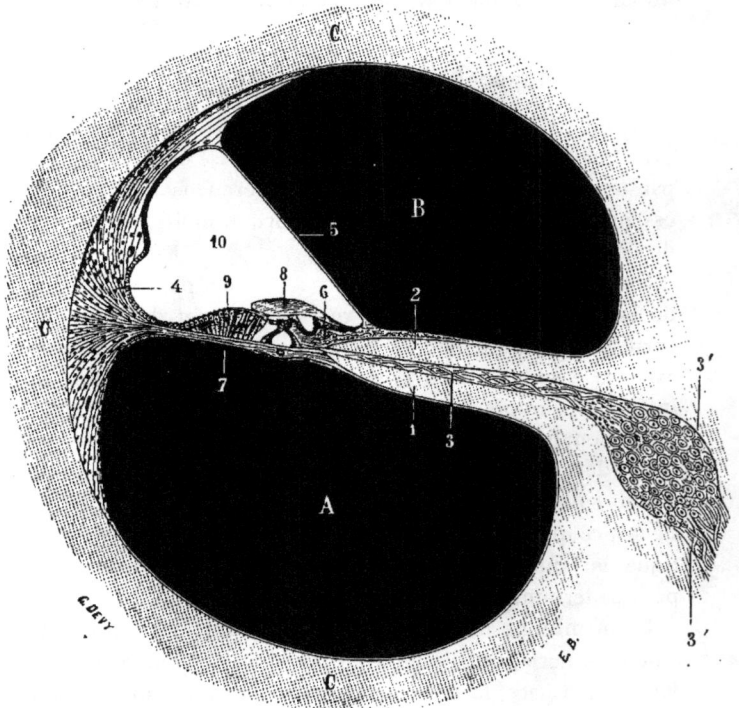

Fig. 1 (d'après Testut, *Traité d'anatomie*).

Coupe transversale du limaçon au niveau du deuxième tour.

A, rampe tympanique ; — B, rampe vestibulaire ; — C, lame des contours.
1, lamelle antérieure de la lame spirale osseuse ; — 2, sa lamelle postérieure ;
— 3, nerf cochléen ou spiral avec 3', ganglion spiral de Corti, contenu dans le canal de Rosenthal ; — 4, ligament spiral ; — 5, membrane de Reissner ; — 6, bandelette sillonnée ; — 7, membrane basilaire ; — 8, membrane de Corti ; — 9, organe de Corti ; — 10, canal cochléaire, espace endolymphatique.

ou cellules auditives, et la membrane de Corti, qui serait faite du chevelu des cellules de la papille, ou cellules de Corti.

Si l'on considère la membrane basilaire et la lame spirale dans leurs dimensions respectives, on s'aperçoit qu'au niveau du vestibule la lame spirale osseuse est très large, tandis que la membrane basilaire est très étroite ; au contraire, plus on s'approche du limaçon, plus la lame osseuse est étroite et plus la membrane basilaire est large. C'est de cette constitution si spéciale qu'est née la théorie d'Helmholtz, qui veut voir dans cette lame basilaire un appareil de résonateurs, constitués par les fibres de la membrane de Corti ; aux fibres petites de la base répondront les sons aigus et aux grandes fibres du sommet les sons les plus graves.

B. APPAREIL VESTIBULAIRE. — Le vestibule se compose de deux parties, de deux vésicules, l'une inférieure appelée saccule, l'autre supérieure ou utricule.

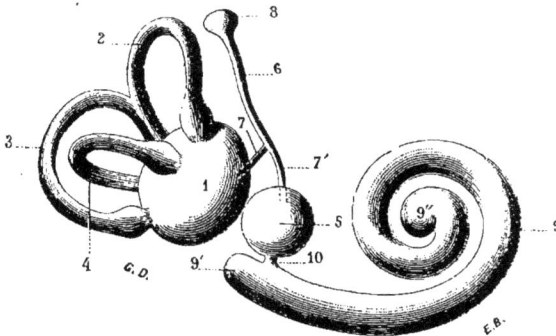

FIG. 2 (d'après TESTUT).

Labyrinthe membraneux du côté droit, vu par sa face externe.

1, utricule ; — 2, canal semi-circulaire vertical supérieur ; — 3, canal semi-circulaire vertical postérieur ; — 4, canal horizontal ou externe ; — 5, saccule ; — 6, canal endolymphatique, avec : 7 et 7', ses canaux d'origine ; — 8, son cul-de-sac terminal ; — 9, canal cochléaire, avec : 9', son cul-de-sac vestibulaire ; 9″, son cul-de-sac terminal ; — 10, canal de Hensen.

L'*utricule* est la vésicule la plus importante ; elle répond en dehors à l'étrier, sans lui adhérer, et présente les orifices des canaux semi-circulaires. Sa surface intérieure est partout lisse, sauf sur sa face interne, qui répond à la fossette semi-ovoïde à laquelle elle adhère ; en ce point existe une petite saillie de trois millimètres de longueur, blanchâtre, appelée tache *acoustique* de l'utricule qui est, en réalité, formée par

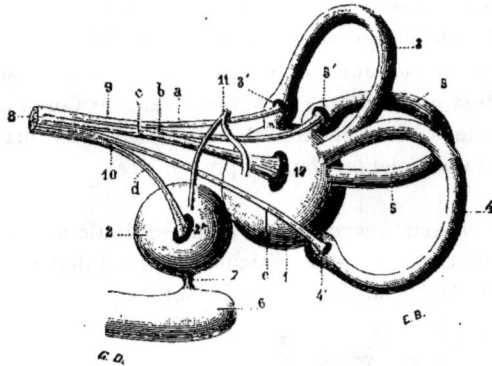

Fig. 3 (d'après Testut).
L'appareil vestibulaire, vu par sa face interne
pour montrer les taches et les **crêtes vestibulaires.**

1, utricule avec 1', sa tache vestibulaire ; — 2, saccule, avec : 2', sa tache vestibulaire ; 3, 4, 5, canaux semi-circulaires avec leurs crêtes vestibulaires : 3', 4', 5' ; — 6, canal cochléaire ; — 7, canal de Hensen ; — 8, branche vestibulaire du nerf auditif ; — 9, nerf vestibulaire supérieur avec : a, nerf ampullaire supérieur ; b, nerf ampullaire horizontal ; c, nerf utriculaire ; — 10, nerf vestibulaire inférieur avec : d, nerf sacculaire ; e, nerf ampullaire postérieur ; — 11, canal endolymphatique coupé au-dessus de ses deux racines.

les divisions du nerf utriculaire, branche du nerf vestibulaire ; aussi, dorénavant appellerons-nous cette région tache *vestibulaire*, car elle n'a aucun rôle dans la fonction auditive.

La petite vésicule, ou *saccule*, à peu près ronde, mesurant environ deux millimètres de diamètre, se trouve à la partie inférieure, sur le plancher du vestibule osseux ; elle répond à la première partie de la lame spirale. Le saccule présente à sa partie interne sa petite tache blanchâtre, tache *vestibulaire* (dite précédemment acoustique), qui représente la terminaison des fibres nerveuses destinées à ce petit organe.

Tandis que l'utricule est en rapport avec l'appareil des canaux semi-circulaires, on peut dire que le saccule répond au limaçon, auquel il est réuni par un petit canal décrit par Hensen. D'autre part, de l'utricule et du saccule partent

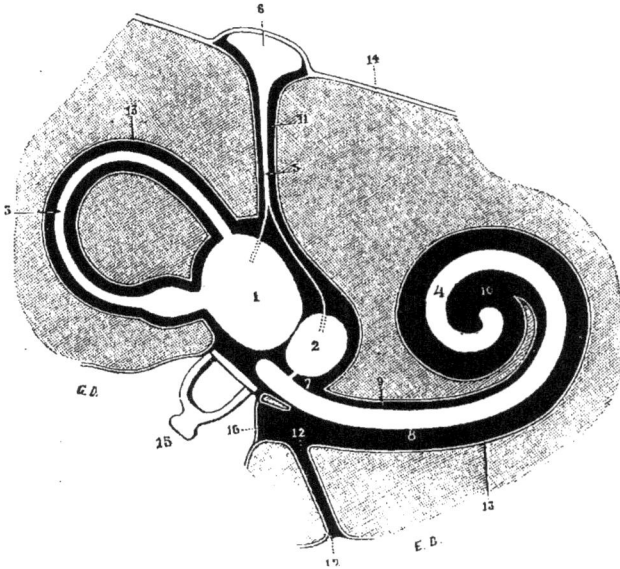

Fig. 4 (d'après Testut).

Schéma indiquant les espaces périlymphatiques (en noir)
et les espaces endolymphatiques (en blanc).

1, utricule; — 2, saccule; — 3, canaux semi-circulaires; — 4, canal cochléaire; — 5, canal endolymphatique avec : 6, son cul-de-sac; — 7, canal de Hensen; — 8, rampe tympanique; — 9, rampe vestibulaire ou auditive; — 10, leur communication au niveau de l'hélicotrème; — 11, aqueduc du vestibule; — 12, aqueduc du limaçon; — 13, périoste; — 14, dure-mère; — 15, étrier; — 16, fenêtre ronde.

deux petits canaux qui, en se réunissant, forment le canal endolymphatique lequel se termine, comme on le sait, par le cul-de-sac endolymphatique, à la face postérieure du rocher, au-dessous de la dure-mère. Comme le canal de Hensen réunit le limaçon ou mieux le canal cochléaire,

espace endolymphatique, avec le saccule, tandis que celui-ci
est uni à l'utricule, le canal cochléaire est donc en communication, plus ou moins directe il est vrai, avec les canaux.

Les canaux semi-circulaires membraneux occupent les
canaux osseux du rocher en épousant leur direction. Nous
rappellerons qu'il existe un canal horizontal ou externe,
un vertical antérieur et supérieur, et un vertical postérieur
et inférieur. Ces canaux sont munis d'orifices ampullaires et
non ampullaires, chacun d'eux ayant un orifice ampullaire.

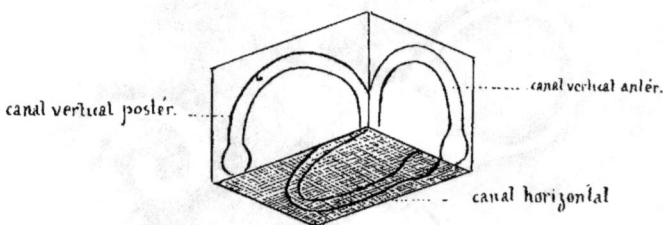

canal vertical postér.

canal vertical antér.

canal horizontal

FIG. 5.

Schéma de la situation des canaux semi-circulaires dans les trois plans
de l'espace, d'après Poirier (*in Ann. des mal. de l'oreille*, déc. 1908).

Le canal vertical postérieur et inférieur s'ouvre sur la paroi
postérieure et inférieure du vestibule; le vertical supérieur a
son orifice ampullaire sur la voûte du vestibule en avant
et en dehors; et l'ampoule du canal horizontal et externe se
trouve également en avant et en dehors. Ces deux derniers
canaux, « horizontal » et « vertical supérieur », ont donc leurs
ampoules voisines l'une de l'autre, elles sont en outre très
rapprochées de la caisse, car celle du canal horizontal n'est
séparée de la fenêtre ovale que par le canal osseux du facial.

L'orifice non ampullaire est distinct pour le canal horizontal, il se trouve en arrière et en dedans. Les orifices non
ampullaires des deux canaux verticaux se trouvent confondus
pour s'ouvrir en un seul point, sur la voûte du vestibule et
en arrière. Si l'on compare la situation réelle de ces canaux,

par rapport au plan antéro-postérieur du crâne, nous dirons : le plan du canal horizontal, par rapport au plan antéro-postérieur du crâne, se trouve un peu oblique, dirigé

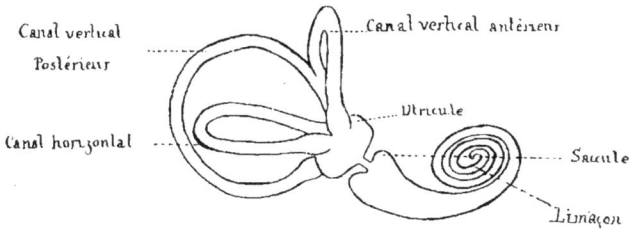

Fig. 6

(empruntée aux *Ann. des mal. de l'oreille*, déc. 1908).

de haut en bas et d'avant en arrière; ce plan est presque toujours perpendiculaire à celui des canaux verticaux; ceux-ci, étudiés toujours par rapport au plan antéro-

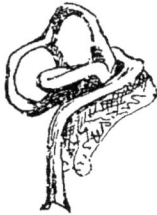

Fig. 7.

Direction oblique du canal horizontal. Cette figure est empruntée à Schœnemann. On voit en avant le nerf facial. D'après une pièce par corrosion. (Reproduite par Lombard, *Progrès méd.*, fév. 1909.)

postérieur du crâne, forment un angle d'environ 45° avec ce plan, par conséquent, ils sont placés à peu près à une égale distance entre les plans sagittaux et frontaux du crâne. L'angle dièdre formé par les deux plans des deux canaux verticaux regarde en dehors et légèrement en haut.

Comme le dit Gradenigo, il résulte de ce fait, qu'au point de vue fonctionnel, le plan du canal vertical supérieur d'un côté reste parallèle à celui du canal vertical inférieur de l'autre côté.

Les canaux membraneux se trouvent fixés à la convexité du canal osseux par du tissu conjonctif. A l'intérieur, leur surface est lisse, sauf au niveau des ampoules.

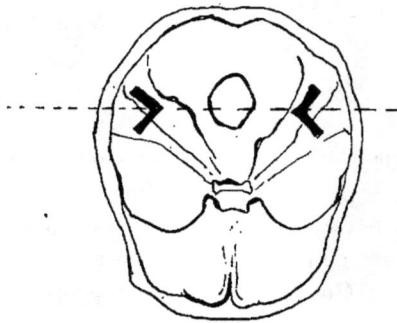

FIG. 8 (d'après LOMBARD).

Le couvercle de la boîte cranienne a été enlevé. La ligne pointillée est perpendiculaire au plan antéro-postérieur du crâne. Elle est la bissectrice de l'angle dièdre compris entre les deux canaux verticaux représentés en noir, qui forment respectivement un angle de 45° avec le plan antéro-postérieur.

L'ampoule constitue la partie la plus essentielle du système sensoriel. Elle présente à sa partie interne un repli qui se traduit en dehors par un sillon; cette saillie est appelée crête acoustique; nous l'appellerons dorénavant « crête vestibulaire », puisqu'elle ne joue aucun rôle dans la sensation auditive; on la reconnaît à sa coloration blanc jaunâtre. Dans les ampoules, au niveau des crêtes vestibulaires, et dans l'utricule et le saccule, au niveau des taches vestibulaires, se trouvent de petits cristaux de carbonate de soude, dits otolithes ou poussières auditives, que nous appellerons poussières « vestibulaires ».

II. CONNEXIONS DU LABYRINTHE
AVEC LES CENTRES BULBAIRES ET CÉRÉBELLEUX

Les filets nerveux qui se terminent dans l'organe de Corti forment un plexus dit « spiral interne », d'où partiraient des fibres destinées aux cellules ciliées internes et externes. Du plexus spiral, les fibres se dirigent vers un ganglion dit ganglion spiral ou de Corti, qui est l'homologue d'un ganglion spinal. Du ganglion de Corti partent les fibres qui constituent la branche cochléaire du nerf auditif.

Les filets nerveux qui se terminent dans l'utricule, le saccule, ou dans les ampoules, se rendent dans une formation ganglionnaire appelée ganglion de Scarpa, homologue lui aussi d'un ganglion spinal. De là, les fibres qui forment la branche vestibulaire se réunissent au nerf cochléaire pour former le tronc auditif. Ce dernier gagne le bulbe et le pénètre par sa partie latérale; les fibres qui représentent le nerf cochléaire, nerf auditif proprement dit, se rendent dans le noyau antérieur et le tubercule acoustique latéral; de là, par des relais successifs, les fibres auditives traversent les noyaux du corps trapézoïde, soit du même côté, soit du côté opposé, le noyau du ruban de Reil latéral, les tubercules quadrijumeaux postérieurs, le corps genouillé interne, pour se rendre à l'écorce du lobe temporal. Les voies acoustiques sont en rapport avec le thalamus, ou couche optique.

Parmi ces noyaux gris, il en est qui sont, surtout, comme les tubercules quadrijumeaux, des points de réflexion de l'excitation; les tubercules antérieurs réfléchissant les excitations visuelles, et les postérieurs les excitations auditives [1].

1. Morat et Doyon, *Traité de physiologie* (Masson, édit.).

(Cette fonction des tubercules quadrijumeaux est, du reste, loin d'être admise par les neuro-pathologistes.)

Le nerf vestibulaire est formé de trois racines. La plus petite, que nous dirons médiane, se rend dans le noyau triangulaire de l'acoustique ; la supérieure va dans le noyau de Bechterew, qui se trouve près du plancher du quatrième ventricule, en haut et en arrière du noyau de Deiters ; ce dernier, enfin, constitue la terminaison la plus importante du nerf vestibulaire. Il existe encore quelques rares fibres nerveuses qui vont directement au noyau du toit du même côté. Le noyau triangulaire de Bechterew et celui de Deiters sont, en outre, les relais de fibres cérébelleuses qui viennent les unes du noyau du toit du côté opposé et toutes les autres du noyau du toit du même côté, du globulus et de l'embolus.

Du noyau de Deiters partent des fibres qui se dirigent dans trois directions : 1° les unes allant dans le noyau de *la sixième paire du même côté;* 2° les autres dans le *faisceau longitudinal postérieur du même côté;* 3° quelques-unes, enfin, *croisent la ligne médiane, atteignent le faisceau longitudinal postérieur du côté opposé et, de là, le noyau de la troisième paire* (côté opposé du noyau de Deiters). Les fibres qui empruntent la voie du faisceau longitudinal postérieur, descendent dans la moelle, pour se terminer autour des cellules qui entourent la corne antérieure, elles font partie du cordon antérieur. Les troisièmes fibres afférentes du noyau de Deiters, sans suivre la voie du faisceau longitudinal postérieur, descendent le long de la moelle et se terminent autour des cellules de la corne antérieure.

A côté de ces dernières fibres descendantes, émanées du noyau de Deiters, « il existe (chez le chien) quelques fibres cérébelleuses directes, qui proviennent des noyaux du toit, de l'embolus et du floculus, en passant par le noyau de Deiters. » (A. Thomas.)

Ces rapports entre le cervelet d'une part, les noyaux de Bechterew et de Deiters d'autre part, ont été fort bien

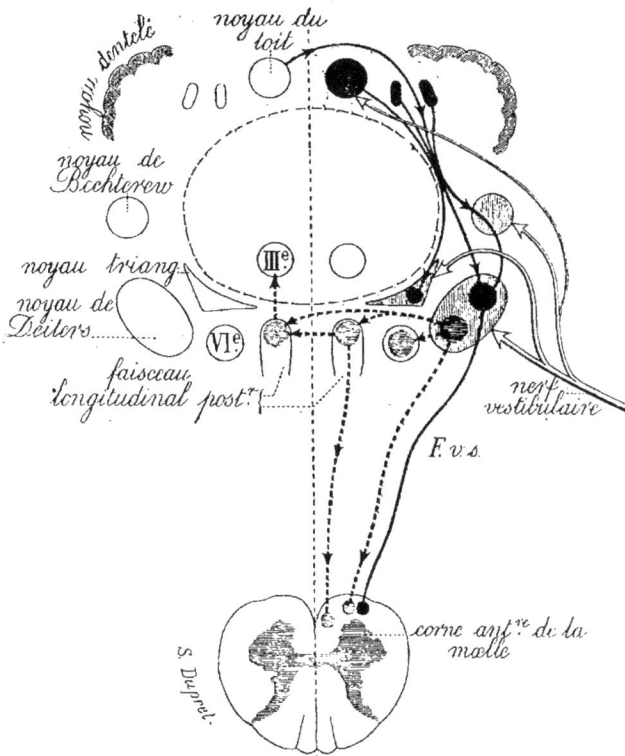

FIG. 9.

Schéma du Système Cérébello-Vestibulaire et des connexions du Noyau de Deiters avec les noyaux de la VIᵉ paire du même côté, de la IIIᵉ paire du côté opposé, et les cellules de la corne antérieure de la moelle. (D'après André THOMAS, *le Cervelet*, 1897, revu par lui-même.)

En noir : Les fibres cérébello-vestibulaires; quelques-unes émanent du noyau du toit du côté opposé; les autres, c'est-à-dire la plus grande partie, proviennent des noyaux du cervelet et se rendent dans les Noyaux de Bechterew et de Deiters, et dans le Noyau Triangulaire de l'acoustique du même côté ; quelques-unes traversent le Noyau de Deiters, se rendent autour des cellules de la corne antérieure par le faisceau cérébelleux descendant. (Les fibres cérébelleuses descendantes signalées par Marchi forment le « faisceau cérébelleux descendant », trouvé chez le chien par André Thomas. Elles n'ont pas été vues chez l'homme à la suite d'une lésion du cervelet, mais à la suite d'une lésion bulbaire (Babinski et Nageotte) ; si cette voie directe n'existe pas chez l'homme, il y a toujours la voie indirecte par l'intermédiaire du Noyau de Deiters.)

En pointillé : Les fibres émanées du Noyau de Deiters (sous ce nom, on peut comprendre les Noyaux réunis de Bechterew et de Deiters), se rendant :
1° A la VIᵉ paire du même côté;
2° Au faisceau longitudinal postérieur du même côté; de là, elles descendent dans la moelle pour entourer les cellules de la corne antérieure;
3° Au faisceau longitudinal postérieur du côté opposé, et de là, à la IIIᵉ paire, du côté opposé;
4° Autour des cellules de la corne antérieure de la moelle par la voie du faisceau vestibulo-spinal.

En clair : Les fibres vestibulaires qui se rendent aux trois noyaux bulbaires : Deiters, Triangulaire, Bechterew; quelques-unes vont au noyau du toit du même côté (André Thomas).

étudiés par André Thomas dans sa thèse : *le Cervelet* (1897),
d'où nous extrayons les lignes suivantes :

« A la suite d'une hémi-extirpation du cervelet, les
faisceaux, dégénèrent partiellement dans leur moitié externe
et bilatéralement ; la partie dégénérée constitue à proprement
parler le segment interne du corps restiforme. Ces fibres
se terminent principalement dans les noyaux de Deiters et
de Bechterew. Les noyaux, du côté détruit, reçoivent un
grand nombre de fibres dégénérées à trajet horizontal et
antéro-postérieur, qui longent le quatrième ventricule,
dont le trajet se confond en partie avec celui des fibres
cérébelleuses descendantes décrites plus haut. Mais il existe
aussi des rapports en sens inverse, du cervelet et des noyaux
de Deiters et de Bechterew, par des fibres qui prennent leur
origine dans ces noyaux et vont au cervelet. On sait, d'ailleurs,
que les noyaux de Deiters et de Bechterew sont les aboutis-
sants de la plus grande partie des fibres de la racine vestibulaire de la huitième paire. Ces fibres entrent dans la
composition des faisceaux précédemment décrits et constituent leur portion médiane : Racine acoustique ascendante de
Roller. Nous pouvons donc envisager les noyaux de Deiters
et de Bechterew comme deux colonnes de substance grise
à direction longitudinale, parcourues, ou accompagnées par
des faisceaux de même direction représentant, les unes des
fibres cérébelleuses, les autres des fibres de la racine vestibulaire. Ces faisceaux réunis forment, en dehors, le segment
interne du corps restiforme, en dedans, la racine descendante
de Roller. Si nous considérons les liens intimes et à double
direction qui unissent ces noyaux et le cervelet (noyau
dentelé, noyau du toit), l'ensemble des noyaux de Deiters, de
Bechterew, du noyau dentelé, des fibres horizontales qui les
unissent, du segment interne, du corps restiforme, de la
racine de Roller, nous apparaît comme un système anatomique de la plus haute importance, *système cérébello-vestibulaire*.
Le segment interne du corps restiforme ne nous semble plus

devoir garder cette dénomination qui tendrait à le faire
confondre avec le corps restiforme lui-même. De même, la
racine ascendante de Roller doit être rejetée de la termino-
logie, puisqu'elle désigne seulement la portion acoustique
de ce faisceau et qu'elle préjuge faussement de la direction
des fibres. Aussi nous semble-t-il plus logique, en raison
des deux principales origines de ces faisceaux, de leur
donner le nom de *faisceaux cérébello-vestibulaires.* »

Ces relations du nerf vestibulaire avec le cervelet, la
sixième paire du même côté, la troisième paire du côté
opposé, avec les cellules de la corne antérieure de la moelle
par l'intermédiaire du noyau de Deiters, nous expliquent
pourquoi on rencontre dans les affections du vestibule ou
des canaux semi-circulaires des réactions variées telles que :
mouvements des globes oculaires (nystagmus), des troubles
de la statique, des vertiges et des modifications du tonus
musculaire.

III. NOTIONS D'ACOUSTIQUE ET THÉORIES DE L'AUDITION

Avant d'entreprendre l'étude des épreuves qui permettent d'explorer la fonction auditive du limaçon, nous croyons devoir donner quelques notions d'acoustique, nous les emprunterons surtout à Helmoltz, en exposant brièvement sa théorie de l'audition. Nous mentionnerons ensuite les conceptions différentes de certains auteurs sur le même sujet.

Helmoltz rapporte tous les sons et tous les bruits que peut percevoir une oreille à des sons musicaux. Pendant la durée d'un bruit, il se produit une succession rapide de sensations auditives différentes (chute d'eau, vagues de la mer, bruissement des feuilles, etc.). C'est une suite rapide et irrégulière, mais facilement reconnaissable, de sonorités distinctes éclatant par secousses; les bruits peuvent être faits de sons: tels ceux que nous pouvons produire en frappant sur toutes les notes d'une ou de deux octaves d'un piano. Le son au contraire est calme, uniforme, sans variation de ses parties constitutives. Au son correspond une sensation simple et régulière. Les sons musicaux constituent les éléments simples et réguliers des sensations auditives.

La sensation du son musical. — Prenons par exemple celle du son donné par un diapason à branches — résulte de mouvements périodiques et réguliers du corps sonore. Cette sensation est simple ou complexe. Elle est complexe quand elle est causée par plusieurs diapasons ou plusieurs instruments de musique. *La sensation du bruit* provient de mouvements continus, qui ne sont ni périodiques ni réguliers. Nous rappellerons que le son possède trois qualités : 1° *L'intensité* qui croît et décroît avec l'amplitude plus ou moins grande des vibrations du corps sonore; l'éloignement ne modifie, dans les ondes aériennes, que l'amplitude des vibrations. 2° *La hauteur* dépend seulement de la durée de la vibration ou, ce qui revient au même, du nombre de vibrations en un laps de temps déterminé. On prend ordinairement la seconde pour unité de temps, et on entend par nombre de vibrations les vibrations doubles, exécutées par le corps sonore pendant une seconde. La hauteur des sons est donc d'autant plus grande que le nombre des vibrations est plus considérable, ou que la durée de la vibration est moindre. Il semble être prouvé que la hauteur d'un son est rendue variable par l'intensité de ce son (Broca André). 3° *Le timbre*[1] est une qualité particulière du son, dans laquelle les sons harmoniques ont une grande importance; ce ne sont pas seulement des phénomènes isolés, d'une intensité secondaire, car ils existent au contraire, à très peu d'exceptions près, dans le son de presque tous les instruments. La voix humaine est l'instrument le plus riche en modifications du timbre, et les sons musicaux de la voix sont employés surtout à l'émission des voyelles, tandis que les consonnes consistent, principalement au point de vue physique, en bruits de courte durée.

Dans une note musicale l'oreille perçoit le premier son, ou *fondamental*, qui est le plus grave et le plus fort de tous, d'après la hauteur duquel nous jugeons de la hauteur de l'ensemble, et *toute une série de sons complémentaires* vibrant à des périodes moindres que le premier (*harmoniques du son fondamental*).

En réalité, dans le son musical, il existe une série de sons élémentaires partiels, dont le plus important est le son fondamental, tandis que les autres, plus élevés, sont les harmoniques; on peut dire qu'au son musical répond une sensation complexe, produite dans l'oreille par un ébranlement *périodique* de l'air.

1. Le timbre dépend de la forme de la vibration.

La décomposition d'un seul son en une série de sons partiels repose sur la faculté qui permet à l'oreille de distinguer deux sons différents. D'après la loi mathématique de Fourier, on peut dire que toute forme de vibration régulière et périodique peut être considérée comme la somme de vibrations pendulaires dont la durée est 1, 2, 3, 4... fois moins grande que celle du mouvement donné.

Un mouvement donné, régulier et périodique ne peut être décomposé que d'une seule manière en un certain nombre de vibrations. Or, un mouvement régulier et périodique donne un son musical, et une vibration simple donne un son élémentaire.

En appliquant à l'acoustique la loi de Fourier, on peut la formuler ainsi : *tout mouvement vibratoire de l'air dans le conduit auditif correspondant à un son musical peut toujours et d'une seule manière être considéré comme la somme d'un certain nombre de mouvements vibratoires pendulaires correspondant aux sons élémentaires du son considéré*. A la possibilité mathématique établie par Fourier de décomposer en vibrations simples tout mouvement sonore, répond la proposition de Ohm. L'oreille n'a la sensation d'un son simple que lorsqu'elle rencontre une vibration pendulaire ; elle décompose tout autre mouvement périodique de l'air en une série de vibrations pendulaires qui correspondent chacune à la sensation d'un son simple. C'est ainsi que l'on a le phénomène des sons produits par influence, et d'après Helmoltz, l'oreille, seule, sans le secours d'aucun appareil, décompose un son musical en une série de sons partiels correspondant aux vibrations pendulaires simples de la masse gazeuse, c'est-à-dire en une série d'éléments identiques à ceux que le phénomène de l'influence permet de distinguer dans le mouvement de l'air ; pour Helmoltz, l'organe de Corti est un appareil destiné à recevoir les vibrations de la membrane basilaire, et à entrer lui-même en vibration.

L'oreille, dans sa partie cochléaire, formerait donc un système de résonateurs constitués par les fibres radiales de la membrane basilaire, leur destination dépendant de leurs différentes longueurs et de leurs diverses épaisseurs.

Helmoltz admet aussi, sans le prouver, que « les éléments de l'oreille interne sont accordés à des hauteurs différentes ».

Nous savons que la membrane basilaire est plus épaisse à sa partie externe qu'à la région interne et qu'elle devient d'autant plus mince que sa largeur augmente ; qu'elle est en outre chargée de modifications épithéliales. D'après Hensen, les fibres basilaires seraient au nombre de 13,400 ; d'après Retzius, de 24,000. Waetzmann[1], sans chercher si la fibre basilaire est bien l'organe résonateur, admet que toutes les parties vibrantes communes de l'oreille sont à peu près amorties de la même force, c'est-à-dire que leur amplitude de vibration baisse pendant le même nombre de vibrations, par rapport à leur valeur d'origine. Il rappelle cette règle, que les trois sons d'un triple accord sont plus près l'un de l'autre dans les octaves élevées que dans les octaves graves ; d'autre part, la résonance des résonateurs élevés est plus forte que celle des résonateurs graves, et Waetzmann pense qu'on doit donner plus de fibres vibrantes pour les octaves élevées que pour les octaves graves. D'après lui, on expliquerait ainsi plus facilement la grande sensibilité de l'oreille pour les sons élevés. Il repousse cette supposition d'Helmoltz, qui admet une énergie spécifique des fibres nerveuses assez importante pour que chaque fibre puisse correspondre à la sensation d'un son d'un certain nombre de vibrations, et il rappelle que Helmoltz, dans l'appendice 14 des « Tonen Empfindungen », attribue à la même partie vibrante la production de deux sons différents.

Waetzmann cherche à réfuter la critique que M. Wien[2] a faite de la théorie de la résonance de l'ouïe. Wien part de ce fait que notre oreille n'est pas très différemment sensible pour les sons de hauteurs différentes. Ayant reconnu qu'un son de

1. Du mode d'action des résonateurs (*Archiv. de Pflüger*, 1898.)
2. WIEN, *Wüllner-Festschrift*, S. 28, 1905.

25 vibrations n'était pas encore perceptible avec une amplitude de pression d'environ un millimètre de Hg, Wien cher-
cha le même seuil d'excitation pour un son de 2.000 vibrations. Il trouva 10,8 millimètres de Hg ; entre ces deux seuils
d'excitation, il trouvait ainsi une différence de sensibilité égale
à 100 millions ; la grandeur de cette différence le conduisit à
ne pas admettre la théorie des résonateurs. Waetzmann pense
que les résonateurs accordés à une grande hauteur doivent ne
pas vibrer, ou du moins très faiblement, avec les sons graves,
comme le pensait Helmoltz. Il croit que ces résonateurs vibrent
avec une amplitude beaucoup moindre (27 fois) qu'ils ne le
font avec des sons répondant à leur période propre.

Cette conception de la théorie de l'audition, qui fait inter-
venir l'acoustique seule, a été discutée à un point de vue tout
autre par Hurst et Bonnier, qui ont transporté le problème
du fonctionnement auditif, du terrain de l'acoustique dans
celui de l'hydrodynamique. Hurst[1] expliquerait la sensation
auditive par un intervalle de temps qui séparerait les deux
ébranlements consécutifs à deux ondes : l'onde ascendante de
la base vers le sommet du limaçon, l'onde descendante du
sommet vers la base.

Pour lui, les sons aigus seraient perçus vers le sommet du
limaçon, et les sons graves vers la base. C'est le contraire de
l'hypothèse classique. Hurst admet aussi qu'un son de
périodicité donnée n'intéresse qu'un point de l'appareil
cochléaire.

Sans entrer dans l'exposé de toutes les théories de l'audition,
les unes appuyant la théorie de Helmoltz, les autres cherchant
à la détruire, nous dirons que Bonnier, en France, a essayé
de baser sa théorie sur l'hydrodynamique, et que cet auteur
ne considère l'ébranlement labyrinthique comme *étant
provoqué par l'oscillation d'un liquide dans un récipient de
forme définie*. Bonnier a développé cette idée, que l'oreille est

1. *Transactions L'pool Biological Society; in* BONNIER, *l'Audition.*

une machine qui fait de l'ébranlement molaire avec de l'ébranlement moléculaire[1]. Les cellules de Corti recevraient leur excitation de la traction exercée par les cils, lesquels seraient impressionnés par les mouvements ondulatoires du liquide labyrinthique. Il se produirait une irritation par tiraillement, plutôt que par compression.

Pour Bonnier, l'oreille n'est pas un appareil à distribution acoustique, offrant, pour des zones diverses, des sonorités variables, elle n'est pas un appareil sensoriel absolument différent des autres formations sensorielles, dérivées comme elle du tact primordial; un point quelconque de la papille auditive est accessible à toutes les sonorités, comme un point de la rétine l'est à toutes les couleurs.

Mais, pourquoi cette transformation de vibrations sonores originales en vibrations moléculaires, puis molaires, en oscillation totale? Ne faut-il pas plutôt admettre qu'il existe des vibrations premières et des vibrations secondes ou transmises? Quand un corps sonore vibre, l'oreille ne s'accorde-t-elle pas à cette période vibratoire; ne se trouve-t-on pas en présence de deux systèmes oscillants? De l'un des systèmes partent les vibrations d'origine, tandis que dans l'autre se produisent les vibrations secondes ou transmises.

Toutefois il est nécessaire, si le labyrinthe est animé de vibrations, que l'amplitude de ces dernières ne puisse pas augmenter à l'infini, dans le cas où la vibration excitatrice s'accorderait avec la période propre du système excité; prenons l'exemple suivant. Supposons un pendule formé par un fil à plomb fixé au plafond; mettons-le en mouvement par une oscillation de la main qui lui donnera une impulsion déterminée. Notre fil à plomb présentera des mouvements pendulaires périodiques. Si, au moment où le

---

1. Le rôle donné par Bonnier à l'appareil de transmission, dans sa théorie, nous semble exagéré : a) d'après Marage les déplacements de l'étrier se chiffrent par millièmes de millimètre ; b) l'absence de l'appareil de transmission (tympan, manche du marteau, enclume) ne modifie pas assez l'audition. (Voir plus loin le développement de ces deux points.)

fil à plomb passe devant nous, nous lui donnons périodiquement une même impulsion synchrone avec la période initiale, qu'en résultera-t-il? L'amplitude de la vibration pendulaire augmentera de plus en plus jusqu'à l'infini. Comment, dans l'oreille, les vibrations transmises, recevant des impulsions périodiques, peuvent-elles ne pas avoir une amplitude s'accroissant progressivement jusqu'à l'infini? Ce fait, nous l'expliquerons alors par l'amortissement, et cet amortissement se fera par l'intermédiaire du liquide labyrinthique, par le jeu des fenêtres membraneuses, et probablement par le système des osselets et du tympan qui accommoderait le milieu labyrinthique pour la meilleure perception [1].

Le tympan et la chaîne des osselets serviront donc à mettre le milieu vibrant de l'oreille interne en accord plus ou moins parfait avec le milieu vibrant extérieur, et ainsi « prêter l'oreille » serait accorder au mieux son oreille, appareil récepteur de vibrations, à la période des vibrations émanées du corps extérieur vibrant.

Marage [2] a cherché à réfuter les deux théories présentées sur l'audition : la première fait vibrer l'organe de Corti à l'unisson; dans la deuxième, le liquide du limaçon se déplace en totalité et vient frotter l'épithélium sensoriel.

Dans une première expérience, Marage n'a pu faire entrer en vibration un liquide contenant des otolithes de grenouille

---

[1]. Les systèmes oscillants sont régis par une loi qui peut être ainsi exposée. Lorsque nous avons un système qui présente une période propre et que nous l'excitons au moyen d'un autre système vibrant, les effets sont essentiellement différents suivant que la période propre du système excitatoire est ou non accordée avec la période propre du système excité. Grâce à l'amortissement que présentent toujours les systèmes naturels, un système excité finit toujours par se synchroniser avec le système excitateur; en un mot, à se laisser imposer la période du système excitateur; mais l'amplitude finale que prend le système excité est inversement proportionnelle au carré de la différence des périodes du système excitateur et du système excité, en négligeant un petit terme correspondant à l'amortissement, lequel empêche l'amplitude infinie par l'accord parfait. (Note due à l'amabilité de M. le professeur agrégé André Broca.)

[2]. Acad. des sciences, janvier et mars 1893.

au moyen de sa sirène à voyelles, dont les vibrations étaient transmises par une membrane en caoutchouc ; et la théorie d'Helmoltz lui semble improbable [1].

Dans une deuxième expérience, il reproduit le système membraneux du labyrinthe contenant l'endolymphe, entouré lui-même de périlymphe. Il a pu réussir, en soumettant le liquide périlymphatique à des vibrations déterminées, à voir, au moyen du microscope, des mouvements de va-et-vient *en totalité* dans la périlymphe, tandis que *l'endolymphe restait absolument immobile*.

Les cellules auditives ne sauraient donc être influencées par des transports de liquide en totalité, comme le voudrait Bonnier, puisque le liquide dans lequel elles baignent ne bouge pas.

Une troisième expérience, qui n'est que la suite de la seconde, semble prouver que le sac endolymphatique est soumis à des différences de pression.

Pour Marage, les vibrations, en arrivant au tympan, communiquent à l'étrier des déplacements qui sont au plus de l'ordre du millième de millimètre. Ces déplacements, transmis par la périlymphe, impriment au sac endolymphatique des variations de pression qui sont groupées comme les tracés des vibrations qui arrivent au tympan. Dans l'endolymphe, il n'y a ni vibration, ni translation de liquide en totalité, mais simplement des différences de pression.

Les variations de pression dans l'oreille interne seraient représentées par des unités de même ordre que les actions qui impressionnent les autres nerfs sensoriels ou sensitifs : le nerf acoustique cesse donc d'être une exception et rentre dans la loi commune.

---

1. Cette expérience n'est pas caractéristique :
Les cloches sous-marines employées soit comme signe d'alarme, soit pour la direction des bateaux dans le brouillard, sont des appareils construits sur la possibilité de transmettre, par la vibration de l'eau de la mer, les vibrations sonores d'une cloche, appartenant à un navire A, à un microphone récepteur placé sous un navire B.

Après avoir exposé les différentes théories physiologiques de l'audition, nous devons étudier le rôle de l'appareil dit de transmission. Nous aborderons ainsi plus aisément la partie technique de ce rapport, c'est-à-dire les procédés dont nous disposons, dans la pratique, pour interroger utilement et presque séparément les diverses parties qui concourent à former l'organe de l'audition.

Rôle de l'appareil de transmission.

Le rôle de l'appareil de transmission a été l'objet d'une critique assez intéressante de la part de Zimmermann (*Ann. des mal. de l'oreille, 1900*). Cet auteur, tout en admettant la théorie de Helmoltz, « théorie subtile, dit-il, mais qui est devenue partie intégrante de notre science, et qui subsistera même si on renverse les bases sur lesquelles il l'a édifiée, » cherche à prouver que le rôle de l'oreille moyenne n'est pas celui qu'a voulu lui donner Helmoltz. Avec Weber, Helmoltz a admis en principe que la fonction physiologique de la membrane du tympan consistait à transmettre au liquide labyrinthique toutes les oscillations qui lui étaient imprimées par les ondes sonores. Zimmermann a rapproché les nombreux faits cliniques, démontrant que des altérations de la membrane tympanique, de la chaîne des osselets, et même leur destruction étaient compatibles avec la conservation de la faculté auditive. En effet, il a été fréquemment observé par Zimmermann et bien d'autres otologistes, qu'à la suite d'ablation des osselets, l'audition n'était pas toujours influencée. Partant de ces observations cliniques, cet auteur admet qu'une fonction aussi délicate que celle de l'ouïe ne saurait être rattachée à des organes qui peuvent supporter des troubles aussi considérables sans qu'un grand dommage fût apporté à la fonction supposée. Pour lui, l'appareil constitué par le tympan et la chaîne des osselets est un appareil d'accommodation, mais la membrane tympanique et la chaîne des osselets n'ont rien à voir avec la conduction du son proprement dite. Voici d'ailleurs les conclusions de son travail :

1° Le tympan et la chaîne des osselets n'effectuent, lors de la conduction du son, que des oscillations moléculaires.

2° La membrane tympanique et la chaîne des osselets constituent un appareil régulateur et réflecteur parfait, actionné par un jeu musculaire précis; la fenêtre ronde servant de soupape automatique.

3° Une seule voie conduit le son au labyrinthe : la conduction osseuse; elle peut s'effectuer directement, depuis la source du son (diapason), ou indirectement, par des moyens intermédiaires (air et tympan).

Tandis que Zimmermann est allé jusqu'à nier l'utilité de l'appareil de conduction, Bezold lui donnait une certaine importance dans l'audition des sons graves; cet auteur estimait, en effet, qu'une oreille percevant un diapason de 32 vd. n'avait pas un étrier immobile.

A notre avis, il faut établir une différence entre les ankyloses fibreuses de l'otite adhésive, l'ossification du cadre de la fenêtre ovale (ostéo-spongiose de Siebenmann) et l'absence de l'appareil de conduction, c'est-à-dire du tympan, du marteau et de l'enclume.

Dans les deux premiers cas, l'appareil de conduction constitue un obstacle aux réactions de l'oreille interne, tandis que, dans le dernier, l'absence des organes de transmission ne fait que supprimer le pouvoir d'accommodation de ce système.

Schaefer et Sessous (de Berlin) ont fait au Congrès d'Heidelberg (juin 1908) une communication intéressante sur l'audition de malades ayant subi une opération radicale des deux côtés. Ces auteurs rappellent tout d'abord que Wagner, sur 20 malades évidés, a trouvé la limite supérieure entre 1, 2 et 0, 6 du sifflet de Galton ; et que Grossman, dans ses recherches à la clinique de Lucae, sur l'influence de l'opération radicale sur le pouvoir auditif, avait conclu que, dans les interventions courantes non compliquées, la limite supérieure n'avait pas subi de diminution.

Bezold, dans différents travaux, a soutenu que, sans l'appareil de conduction, le pouvoir auditif était diminué dans la série basse et que la limite inférieure des sons perçus répondait à la note *a* ou *la*2.

En 1903 *(Zeitsch. f. Ohrenheilk.)* ce praticien écrivait: Nous savons maintenant avec certitude que, sans cet appareil, l'audition, par voie aérienne, ne s'étend pas au delà de la première octave (troisième octave française).

Sur les 24 cas de Wagner, évidements unilatéraux, la limite fut trouvée: une fois à l'*ut* de la contre-octave, 3 fois à la partie supérieure de la contre-octave, 16 fois dans la grande octave, dont 10 fois entre *mi* et *sol*, 3 fois dans la petite octave (deuxième octave française), et une fois au commencement de la première octave (*ré* 3).

Donc, on peut dire que la limite inférieure était pour ces cas située au milieu de la grande octave.

Dans les recherches de Schaefer et Sessous, sur 17 malades ayant leurs deux oreilles évidées, en opérant avec les diapasons d'Edelmann la limite inférieure fut 14 fois dans la grande octave, 15 fois dans la contre-octave, 3 fois dans la sous-contre-octave, 2 fois dans la petite octave.

Dans ces recherches, Schaefer et Sessous font remarquer qu'il est plus juste de dire que la limite inférieure répond non pas à la note, mais au diapason donnant cette note, puisque dans tous les diapasons il existe des harmoniques plus ou moins nombreux.

Les auteurs ont cherché le rapport qui pouvait exister entre la conduction osseuse et la conduction aérienne chez ces malades; aussi bien à droite qu'à gauche, la limite d'audition osseuse a toujours été située au-dessous de la limite par conduction aérienne pour l'oreille entendant le mieux.

Donc, si une oreille privée des organes de la caisse entend par conduction osseuse des sons plus graves que par l'air, on doit expliquer ce fait par le défaut de l'oreille moyenne.

Les auteurs pensent qu'ils ont pu empêcher la confusion, par le malade, des deux sensations différentes que peut donner un diapason grave placé sur la tête. L'une est une sensation purement tactile et répond au frémissement du diapason, l'autre est une sensation auditive due à la vibration sonore. Tandis que Bezold soutient que les os de la tête eux-mêmes reçoivent les vibrations sonores aériennes à partir de la première octave et que, pour la perception des sons plus graves, toute la chaîne normale des osselets et le tympan est utile et nécessaire, Schaeffer et Sessous pensent que, jusqu'à la grande et à la contre-octave, la simple présence de la plaque de l'étrier suffit pour cette transmission ; mais, pour les sons plus graves, leurs recherches cliniques leur permettent de confirmer cette idée de Bezold que l'intégrité de l'appareil de transmission est nécessaire. *L'absence de l'appareil de l'oreille moyenne* n'influence pas trop l'ouïe dans cette faculté qualitative de percevoir l'échelle des sons, mais change considérablement la valeur quantitative de son pouvoir de perception ; l'étendue du champ auditif n'en est que peu modifiée, tandis que la finesse de l'ouïe est plus ou moins gravement diminuée.

Struycken, de Bréda, a fait quelques recherches sur l'audition après l'ablation du tympan et des osselets chez des malades dont l'audition osseuse était normale. Presque toujours il a trouvé une diminution de la limite supérieure et de la limite inférieure; par exception, dans quelques cas, on atteignait la limite normale, en augmentant la sonorité des sons. Recherchant le minimum de perceptibilité de chaque son, Struycken l'a trouvé toujours augmenté, aussi bien pour les sons bas que pour les sons élevés. *(In Archiv. internat. de laryngol.*, sept. 1908).

Bönninghaus[1] fait remarquer que les sons qui ne sont pas

1. Congrès d'Heidelberg, 1908. Discussion Schaeffer et Sessous.

entendus dans les affections de l'oreille moyenne deviennent perceptibles, s'ils sont renforcés par des résonateurs. Il est faux de croire, dit-il, que la fonction physiologique de l'appareil de conduction consiste seulement dans la transmission des sons graves : il est manifeste que, dans les affections de l'oreille moyenne, la perception des sons élevés, si elle existe toujours, est moins fine que celle d'une oreille saine. On doit admettre que l'appareil de conduction est indispensable pour la transmission des sons faibles de n'importe quelle hauteur et que tous les sons, dès qu'ils atteignent une certaine intensité, sont perçus sans l'appareil de conduction. Pour Bönninghaus, si dans les affections de l'oreille moyenne la perception des sons graves est plus modifiée, c'est parce que la sensibilité du labyrinthe est différente pour la partie basse ou la partie élevée de l'échelle tonale [1].

Comme Wien l'a démontré, l'oreille interne perçoit mieux les sons aigus parce que sa sensibilité est plus grande pour les sons élevés que pour les sons graves, et nullement parce qu'ils ont une force plus grande de pénétration.

Après avoir considéré le rôle et l'importance auditive de l'appareil dit de transmission, nous devons pousser plus loin notre étude et exposer le rôle de l'appareil récepteur du son du limaçon.

Recherches expérimentales anatomo-pathologiques.

Nous mentionnerons tout d'abord les recherches expérimentales récentes faites par quelques auteurs dans le but d'étudier la localisation fonctionnelle du limaçon.

Wittmack a surtout étudié l'action de bruits divers sur l'ouïe. Rappelant les recherches d'Habermann qui avait

---

1. Il est vrai qu'en pratique il est plus difficile d'augmenter l'intensité des sons graves, au-dessous de 48 ou 32 vibrations, que celle des sons plus aigus, par exemple de 256 vd. ou de 512 vd.

constaté sur l'organe auditif des forgerons l'existence d'une
atrophie nette de l'organe de Corti, Wittmack fit deux séries
d'expériences : l'une avec des bruits continus, l'autre avec
des bruits de courte durée mais de grande intensité. L'animal
employé fut le cobaye. Dans la première série, la conduction
du bruit continu fut faite exclusivement par l'air, nuit et
jour sans discontinuer. On ne trouva, sur les cobayes tués
après 5, 10, 15, 20, 40, 60 jours, aucune sorte de lésion.
Chez une autre série de cobayes la conduction du bruit fut
aérienne et osseuse. On observa chez eux une dégénérescence
prononcée des cellules nerveuses, du ganglion cochléaire
avec un début de la destruction de l'organe de Corti ; tandis
que le nerf vestibulaire et son appareil étaient intacts. Dans
le troisième groupe, il y eut des intervalles de douze heures
de conduction aérienne et osseuse. Les cobayes tués après
3, 10, 30, 90, 200 jours, présentèrent des signes de dégénérescence très nette du nerf cochléaire et de l'organe de Corti.

Dans un quatrième essai, les bruits furent intenses et de
courte durée. Les premiers, fréquemment provoqués, occa-
sionnèrent une dégénérescence du nerf cochléaire et de
l'organe de Corti allant, dans certains cas, jusqu'à la destruction complète de cet organe ; les autres, de courte durée,
très intenses et produits une seule fois, donnèrent après une
période d'attente, qui dura de quelques jours à six mois, les
résultats suivants : pas d'altération de l'oreille moyenne ni
du tympan, altération légère des fibres nerveuses, des
cellules nerveuses, des cellules sensorielles.

Wittmack fait cette observation fort remarquable que les
animaux traités toujours *avec le même sifflet* présentèrent
une lésion du limaçon, toujours identique; cette lésion corres-
pondait au passage de la spire la plus inférieure à celle
sus-jacente. Les autres parties de l'échelle étaient beaucoup
moins altérées, sans être normales ; il y avait comme une
graduation progressive des altérations pathologiques sans
jamais y avoir d'hémorragie.

Wittmack fait remarquer combien est essentiel ce processus de dégénérescence, qui est celui de la dégénérescence du neurone, avec altérations secondaires de l'organe de Corti.

Il n'admet pas, comme le fait Alexander, l'atrophie primaire de l'organe de Corti avec dégénérescence secondaire de l'acoustique, dans les lésions auditives proprement dites.

Dans ses recherches, Wittmack voit une confirmation de cette opinion que les surdités professionnelles sont de nature nerveuse ; il croit à la grande influence de la conduction osseuse dans la production de ces cophoses résultant de milieux bruyants.

Sans chercher à résoudre cette question de savoir si la conduction osseuse est vraiment osseuse, ou ostéo-tympanique, Wittmack extrait de ses recherches deux faits bien précis :

1° L'intégrité de l'appareil vestibulaire ;

2° La destruction ou l'altération d'une même section du limaçon, par les sons d'un même sifflet.

Sans vouloir conclure d'une façon plus précise, il estime qu'on pourra obtenir des altérations différemment situées, avec des sons d'une hauteur variée et que la comparaison de ces faits pourra permettre de soutenir la justesse de la théorie d'Helmoltz.

Le professeur Siebenmann et le Dr Yoshii ont repris ces expériences sans faire entrer en ligne de compte la conduction osseuse. Dans tous les cas, ils ont obtenu une lésion anatomique visible et caractéristique de l'organe auditif, suivant le son employé. Les altérations atteignaient l'organe de Corti, les fibres nerveuses et les cellules ganglionnaires. Avec l'ut_5, la modification la plus grave se trouvait à la moitié supérieure de la circonvolution basilaire, avec h^2 un demi-tour plus haut.

Il semble ressortir des expériences de ces auteurs que plus le son du sifflet est élevé, plus la lésion siège vers la base du limaçon.

Siebenmann (communication personnelle) avec une pipe C

a obtenu des destructions situées plus haut que celles produites par h^2. Wittmack a fait d'autres expériences avec c^4.
Ses préparations démontrent que l'atrophie de l'organe de
Corti produite avec cette pipe se trouve entre les points
détruits par les pipes c^5 et h^2. « Il en résulte, dit Siebenmann,
qu'un son pur n'attaque qu'un seul point du limaçon et que
ce point se trouve d'autant plus haut dans la spire cochléaire
que le son est plus bas. » Ces expériences diminuent singulièrement, il faut le reconnaître, les théories d'Ewald et
de Bonnier[1].

[1]. A côté de ces recherches expérimentales non inflammatoires, nous
rappellerons la note de Siebenmann sur une préparation de labyrinthite
circonscrite. Un des cobayes soumis aux expériences par Yoshii avait une
otite moyenne suppurée, il existait : 1° un foyer inflammatoire ancien dans
la loge de la fenêtre ronde, dans la moitié inférieure contiguë de la
spire basale de la rampe tympanique ; 2° un foyer de destruction récent
dans la spire supérieure du limaçon. Les deux spires moyennes sont
demeurées normales, et cette intégrité est d'autant plus remarquable que
l'animal fut exposé pendant cinq jours à l'influence de la sirène qui
devait, dans ce laps de temps, détruire dans ce segment intermédiaire,
les éléments nerveux, comme cela s'est passé chez les cobayes qui n'ont
pas présenté de suppuration de l'oreille moyenne.
Cette pièce prouve qu'entre deux régions atteintes, une partie étendue
de la rampe du limaçon, avec son appareil nerveux, peut être épargnée
par des lésions assez graves et présenter, quand on l'étudie plus tard dans
ses détails les plus délicats, un tableau anatomique normal.
Marx, d'Heidelberg, a fait des recherches semblables à celles de Wittmack
et Siebenmann, sur des cochons d'Inde et des souris blanches. Il n'observa
rien de caractéristique sur les souris. Au contraire, chez les cobayes, il
trouva des lésions provoquées par les sons graves, et, en faisant usage des
sons élevés, il constata des dégénérescences circonscrites de l'organe de
Corti, dans la section correspondant au passage de la première à la
deuxième spire. Cette lésion se trouve située un peu plus loin de la base
du limaçon que la dégénérescence obtenue par Wittmack. (Congrès
d'Heidelberg, juin 1908.) Marx a également essayé de provoquer des
lésions de l'organe vestibulaire par des épreuves rotatoires ou de balance,
sans rien obtenir.

IV. LIMITES DE L'ACUITÉ AUDITIVE

Un certain nombre d'auteurs, cherchant à préciser d'une manière aussi exacte que possible les diverses modalités physiologiques de l'acuité auditive, ont indiqué des procédés plus ou moins complexes, que nous croyons devoir rappeler ici afin d'en mieux faire la synthèse et de pouvoir faire un choix judicieux et pratique parmi ces formules nombreuses et souvent très compliquées.

Quelles que soient les théories émises pour expliquer la sensation auditive, l'oreille perçoit des sons qui s'étendent de 16 à plus de 20,000 vibrations. D'après Despretz, la limite supérieure de l'audition est de 38,016 vibrations. Nous verrons plus loin que cette appréciation au-dessus de 20,000 vibrations présente de grandes difficultés. En musique, les sons habituellement perçus s'étendent de 40 à 4,000 vibrations, c'est-à-dire dans une étendue de 7 octaves [1].

La voix humaine a une étendue qui s'étend rarement au-dessous de ut_1, 64 vibrations doubles ; et au-dessus de l'ut_5, 1,024 vibrations doubles.

Hegener a rappelé (Congrès d'Heidelberg, 1908) que la limite supérieure de l'audition d'après Schwendt et Edelmann s'étendait entre 45 et 50,000 vibrations, tandis que, avec les diapasons de König elle ne dépassait pas 20,000. Ces différences énormes s'expliqueraient par l'intensité beaucoup plus grande des sons donnés par le sifflet de Galton généralement employé dans ces recherches. C'est pour ce motif, du

1. Le son le plus bas des orchestres répond au mi^{-1} de la contre-basse, 40 vibrations. Les pianos et les orgues descendent généralement jusqu'à ut^{-1}, 32 ou 33 vibrations. Les pianos à queue au la^{-1}, 27,5 vibrations. Les grandes orgues vont à l'ut^{-2}, 16,5 vibrations. Mais en réalité, le caractère musical est à peine sensible au-dessous de mi^{-1}, 40,25 vibrations (Helmoltz).

reste, que Schultze a critiqué l'usage de cet instrument qu'il considère comme défectueux.

Myers (1902) réduit la limite supérieure de l'audition entre 20 et 25,000 v.d.

Schultze et Hegener estiment qu'elle ne dépasse pas 20,000 v.d. Les résultats de ces auteurs sont particulièrement sûrs parce qu'ils ont employé des méthodes de contrôle : telles sont les méthodes de résonance, des courbes et de l'interférence. Hegener fait en outre remarquer avec raison que, si les physiologistes ont pu être trompés en faisant cette estimation, combien l'erreur sera plus facile pour les otologistes qui se servent de malades inexpérimentés.

Pour ces recherches de la limite supérieure, Hegener refuse l'emploi du sifflet de Galton qui, en dehors du son fondamental, donne des sons secondaires plus bas de 1,5 à 2,5 octaves, résultant des tourbillons (cyclones de Lootens et Savart), sons plus graves que le son fondamental ; en outre l'acuité du son varie avec la pression employée.

Dans les cylindres de König, que l'on fait vibrer en les frappant avec un marteau métallique, il existe un bruit secondaire important qui prédomine fortement, dans les notes élevées, sur le son primordial très fin, dont la durée est presque éphémère. Aussi Hegener

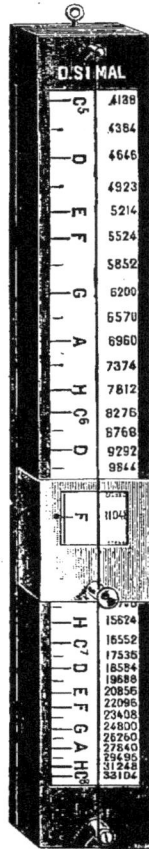

Fig. 10.
Monocorde de
Schultze.

recommande-t-il l'emploi du monocorde de Schultze [1] qui donne un ton pur, fort bien défini, d'une hauteur constante.

---

1. L'appareil de Schultze se compose d'une corde métallique tendue aux deux extrémités d'un socle de bois et présentant un curseur qui peut glisser d'une extrémité à l'autre. Cette corde métallique est mise en

La production du son se fait sans autres bruits secondaires qui peuvent conduire à l'erreur : cet appareil permet d'obtenir des sons qui s'étendent de l'ut^7 (4,138 v.d.) à l'ut^{10} (33,104 v.d.). En pratique, Hegener ne cherche pas à trouver une limite supérieure au-dessus de 18,000 vibrations. Il a comparé la limite supérieure d'audition obtenue avec les diapasons, le sifflet de Galton, les plaques vibrantes, et avec le monocorde, et cette limite s'étendrait pour lui entre 17 et 20,000 vibrations selon les instruments employés. « Entre 15 et 20,000 vibrations, dit-il, je n'ai plus du tout la perception d'un son différent, je ne puis plus dire si le son est plus élevé ou non. Le son de 20,000 vibrations, obtenu par le diapason, est précisément semblable à celui que j'entends avec le monocorde donnant 15,000 vibrations : l'intensité du son prend donc une part dans la perception de sa hauteur. »

Nous savons que la hauteur d'un son monte quand l'intensité diminue. Nous verrons plus loin quelle importance peuvent avoir ces instruments en clinique.

D'autre part, si nous considérons l'échelle des sons par rapport à la parole, nous pouvons, avec Zwaardemaker, distinguer quatre zones principales :

1° La zone des contre-octaves, qui s'étend de la limite inférieure de l'échelle tonale jusqu'à l'ut^1, 64 v. d. (C).

vibration par le frottement longitudinal, c'est-à-dire de la même façon que les verges vibrantes. Les vibrations sont donc longitudinales et non transversales, comme celles de tous les monocordes ou de tous les instruments à cordes employés actuellement. L'intensité du son dépendant de la masse minime qui vibre, et la transmission de ces sons par l'air étant peu favorable, il en résulte que cet instrument a moins d'intensité que d'autres ; cependant on peut aisément, avec lui, mesurer l'acuité auditive jusque vers 16,000 vibrations. Cet appareil donne une constance de son qui ne dépend ni de la tension, ni des variations de température, ni des altérations du calibre du fil. La hauteur est seulement en rapport avec l'élasticité du fil. Le bruit secondaire dû au frottement étant considérablement plus bas que le son primordial, ne peut occasionner de confusion dans l'appréciation de la perception des sons aigus. Il est fréquent de rencontrer des malades qui n'entendent pas ces sons graves du frottement, tandis qu'ils disent percevoir le son aigu normal.

2° Le registre de poitrine de la voix chantée (ut^1 64 v.d. à ut^3 256 v.d. (C^1).

3° La zone des voyelles ut^3 à fa^6, de 256 à 2,880 v.d.

4° La zone des consonnes de tonalité élevée.

Gradenigo conseille d'employer en pratique : pour la zone de la grande octave le *do* de 64 v.d. Pour la zone des voyelles l'ut^4 (C^2) qui répond à 512 v.d.; pour la zone des consonnes aiguës l'ut^6 (C^4) de 2,048 v.d., ou le sol^6 (G^4) de 3,072 v.d^1.

La partie la plus importante de l'échelle des sons, pour la compréhension de la parole, serait relativement minime : elle s'étendrait, d'après Bezold, de b^1 à g^2 (si^3 à sol^4).

Quix d'Utrecht, avec Wien, Zwaardemaker, reconnaît que la sensibilité de l'oreille diffère considérablement pour des sons de hauteur différente. « Ces recherches ont démontré que la sensibilité la plus grande est située entre ut_3 et sol_6 (C^1 — g^4) correspondant au domaine où se trouvent presque tous ces phonèmes. Cette zone est, pour ainsi dire, la tache jaune de notre oreille. Des deux côtés de cette tache, l'intensité diminue vers les limites supérieure et inférieure. Dans cette tache jaune, cette sensibilité n'est pas égale, mais elle est plus grande dans la sixième octave (4e octave allemande), et diminue lentement en descendant.... Les sons entre ut^3 — sol_4 (C^1 — g^2) demandent dix fois plus d'énergie pour une sensation auditive minima que pour ceux entre sol^4 — ut_7 (C^2 — g^5).... » (Congrès internat. d'otol., Bordeaux 1904 : *Détermination de l'acuité auditive pour les sons chuchotés et pour ceux du diapason.*

1. D'après Wolf, il y aurait pour les sons de la parole huit octaves. La consonne *R* répondrait à la sub-contre-octave. Les consonnes *M*, *N*, *L*, à la petite octave. Les sifflantes répondraient aux octaves supérieures, de la 3e à la 5e (en notation allemande). D'après Bezold on n'entendrait jamais les sons *M*, *N*, *L*, *U*, *O*, quand l'ouïe pour la partie inférieure de l'échelle manquerait et, d'autre part, on n'entendrait jamais les sifflantes *S*, *CH*, *J*, si la partie supérieure de l'échelle des sons n'est pas perçue. On peut donc dire que les sifflantes sont seulement perçues si l'ouïe, pour la partie supérieure de l'échelle, persiste; tandis que les consonnes *R*, *M*, *N*, *L* ne sont perçues que si les sons graves sont bien entendus.

Hauteur des voyelles.

Voyelles.		Prononciation hollandaise d'après Donders.	Prononciation dans l'Allemagne du Nord d'après Helmoltz.
OU	. . . .	fa^2	fa^1
O	. . . .	$ré^2$	$si\flat^2$
A	. . . .	$si\flat^2$	$si\flat^2$
EU	. . . .	$sol?$	$ut\sharp^4$
U	. . . .	la^3	$sol^4, la\flat^4$
E	. . . . , ...	$ut\sharp^4$	$si\flat^4$
I	. . . .	fa^4	$ré^5$

Prononciation anglaise :		D'après Willis.	D'après Helmoltz.
O	No	ut^3	ut^3
AO {	Nought	$mi\flat^3$	$mi\flat^3$
{	Paw	sol^3	sol^3
A {	Part	$mi\flat^4$	$mi\flat^4$
{	Poa	fa^4	
E {	Pay	$ré^5$	$si\flat^4$
{	Pet	ut^6	ut^5
I	See	sol^6	$ré^4$

Castex, en étudiant l'audition normale et son étendue, désigne par *champ auditif* tout le champ d'espace dans lequel une oreille entend, et de ses expériences conclut que le champ auditif d'une oreille se superpose en partie à l'autre; le graphique qui représenterait les deux champs visuels est formé par deux ellipses se superposant en partie et passant par les points extrêmes de la perception acoustique en avant et en arrière, à droite et à gauche du sujet.

En plein air, d'après Castex, voici les distances auxquelles la voix cesse d'être perçue :

Voix chuchotée	20 mètres.
Voix haute	50 —
Voix criée	450 —

Désignation des notes suivant les pays.

France	ut	ré	mi	fa	sol	la	si
Italie	do	ré	mi	fa	sol	la	si
Allemagne et Angleterre .	c	d	e	f	g	a	h

Indices des notes. — Nombre des vibrations.

(Les vibrations simples ne sont plus indiquées en pratique.)

	Ut.^{3}	Sol.^{2}	ut^{-1}	sol^{-1}	ut^{1}	sol^{1}	la^{1}	ut^{2}	sol^{2}	la^{2}	ut^{3}	sol^{3}	la^{3}	ut^{4}	sol^{4}	ut^{5}	sol^{5}	ut^{6}
France V.s.	32	48	64	96	128	192	217,5	256	384	435	512	768	870	1,024	1,536	2,048	3,072	4,096
France V.d.	16	24	32	48	64	96	108,75	128	192	217,5	256	384	435	512	768	1,024	1,536	2,048
Allemagne et Angleterre	C.^{3}	G.^{2}	C^{-1}	G^{-1}	C	G	A	c	g	a	c^{1}	g^{1}	a^{1}	c^{2}	g^{2}	c^{3}	g^{3}	c^{4}
Allemagne et Angleterre	C.^{3}	G.^{2}	C^{1}	G^{1}	C	G	A	c	g	a	c^{1}	g^{1}	a^{1}	c^{II}	g^{II}	c^{III}	g^{III}	c^{IV}
Italie	Do^{-3}	Sol^{-2}	Do^{-1}	Sol^{-1}	Do	Sol	La	do	sol	la	do^{1}	sol^{1}	la^{1}	do^{2}	sol^{2}	do^{3}	sol^{3}	do^{4}

Le la^{3} des musiciens ou A^{1} répond à un diapason ayant 437 v.d. 5 en France (875 v.s.) (Académie des sciences), 440 V.d. en Allemagne (détermination de Schœblce adoptée par le Congrès des savants allemands, 1834).

Edelmann, de Munich, König, Lancelot, de Paris, fournissent le la^{3} (A^{1}) officiel avec 435 v.d. ou 870 v.s., chiffre accepté et utilisé par tous.

V. EXPOSÉ DES DIFFÉRENTES MÉTHODES D'ACOUMÉTRIE

La théorie d'Helmoltz fut entièrement acceptée par Bezold et Siebenmann, qui, de ce fait, accordèrent une grande importance à l'examen minutieux de l'audition et s'attachèrent à pratiquer cette exploration à l'aide d'une série continue de sons dans le but de préciser le siège de la lésion auditive.

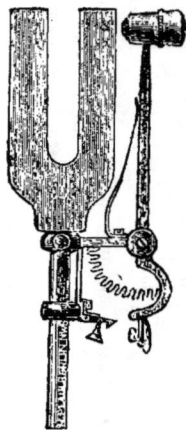

Fig. 11. — Diapason de Lucae avec marteau percuteur.

L'estimation de la limite inférieure devint, pour Bezold, un point de repère important pour établir son diagnostic; car cet auteur considérait que si une oreille percevait l'*ut* 32 v.d., on pouvait éliminer l'idée d'une ankylose de l'étrier.

Pour mesurer l'acuité auditive, Bezold a recherché la durée d'audition aérienne de certains diapasons et a pu constituer, en les comparant à la normale, des diagrammes qui représentaient les différences pathologiques. Hartmann fait la même chose, en y ajoutant la durée de l'audition osseuse, dont il calcule le pourcentage par rapport à l'audition aérienne normale, et non par rapport à l'audition osseuse normale; ce qui est une erreur, dirons-nous avec Chavanne[1]. Dans cette étude entrent des facteurs multiples, les uns objectifs, les autres subjectifs, qui rendent cet examen fort difficile. Tout d'abord, il est nécessaire d'obtenir une force identique pour donner au diapason une vibration ayant la même amplitude et la même durée.

1. *Oreille et Hystérie.* J.-B. Baillière, 1901.

Pour obtenir ce résultat, on a proposé différentes méthodes. Dans le diapason de Lucae, par exemple, il existe sur une des branches un marteau percuteur. Mais ce procédé ne nous semble pas devoir se généraliser, car il est peu précis. Si on voulait se mettre dans de meilleures conditions d'expérimentation, il serait préférable d'employer le système des poids de Gradenigo et Stefanini. Ces auteurs excitent le diapason au moyen d'un poids attaché soit à l'extrémité de l'une ou de l'autre des branches, soit à l'extrémité des deux branches en même temps (dans ce dernier cas il faut un dispositif spécial), à l'aide d'un fil combustible; on peut avoir ainsi une excitation simple ou une excitation double. En brûlant le fil, le poids se détache et le diapason entre en vibration. *L'intensité initiale du son ainsi obtenue est proportionnelle au poids employé.* Le son qui résulte d'un poids de 5oo grammes, par exemple, est cinquante fois plus intense que celui obtenu avec un poids de 1o grammes; on peut avec cette méthode exprimer en grammes l'*intensité* du son *minima* nécessaire à l'excitation d'une oreille normale *(seuil normal d'excitation)*, et l'intensité minima d'une oreille malade *(seuil pathologique d'excitation)*. Si le son du diapason X, pour être perçu par une oreille malade, doit être excité avec un poids de 5oo grammes, au lieu d'un poids de 1o grammes, pour une oreille normale, le malade aura une acuité pour ce diapason cinquante fois plus petite, c'est-à-dire qu'il aura une audition égale au 2oo'de la normale (1o : 5oo = 1/5o = 2/1oo).

Gradenigo conseille d'employer comme poids des sachets de grains de plomb pesant 2o-16o-64o grammes (progression géométrique), et trois diapasons, ut^1 avec 64 v.d., ut^3 avec 512 v. d., ut^6 avec 2,o48 v. d. et de chercher la durée de perception[1].

1. Avec les données normales et anormales pathologiques, Gradenigo construit une figure géométrique dont il tire une valeur x à laquelle correspond une valeur évaluée en chiffres par rapport à la normale. (Voir à

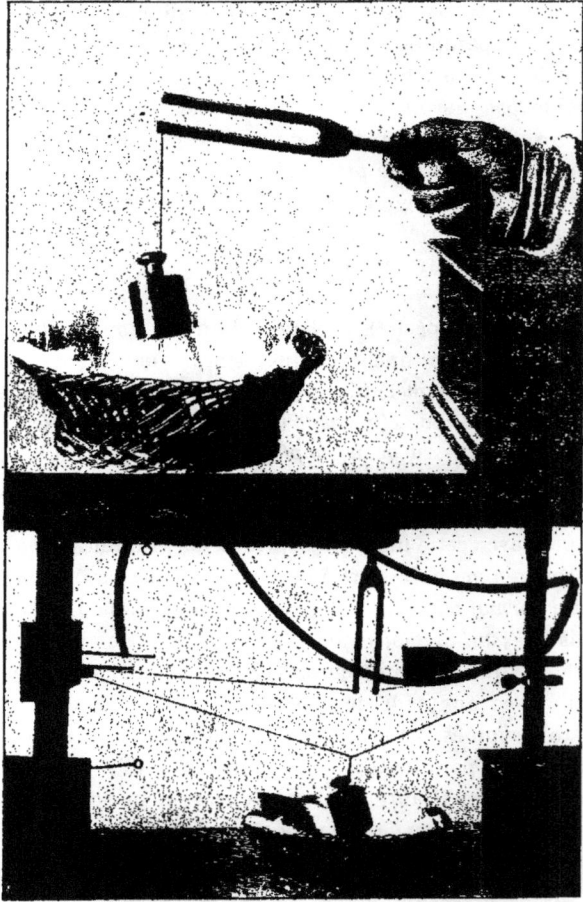

Fig. 12.

Dispositif de Gradenigo et Stefanini pour exciter les diapasons
à l'aide de poids déterminés.

ce sujet sa communication à la Société italienne d'otologie, Turin, 1908,
récemment traduite dans les *Archives internationales de laryngologie*,
décembre 1908.)

Moins précise, mais plus simple est l'autre méthode de Gradenigo, méthode optique : Gradenigo fait usage d'une série de diapasons graves C-2, 16 v.d. — G-2, 24 v.d. — C-1, 32 v.d. —G-1, 48 v.d. — C, 64 v.d. — G, 96 v.d. —C, 128 v.d. — Sur chacune des extrémités des branches, se trouve une figure, à droite un triangle noir sur fond blanc, à gauche une pyramide composée de figures carrées, de dimensions de plus en plus petites, qui se détachent en noir sur fond blanc; quand l'amplitude des vibrations est au maximum, c'est-à-dire quand l'intensité du son est maxima, le noir et le blanc empiètent l'un sur l'autre, l'ensemble est gris — quand la figure apparaît nette, c'est le moment d'approcher le diapason de l'oreille : l'intensité est pratiquement toujours la même, quand l'œil perçoit nettement les figures. Le fond blanc de la figure triangulaire étant divisé en 4 parties, l'apparition du triangle atteint progressivement ces différentes divisions avant d'être nette dans sa totalité; on a donc 4 repères, pratiquement constants, pour mesurer l'intensité du son; la figure pyramidale s'étant divisée en 6 parties différentes, l'intensité est repérée 6 fois.

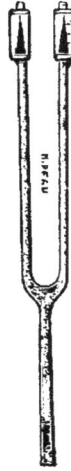

FIG. 13.

Diapason de Gradenigo à figures noires permettant d'employer une intensité connue toujours la même (méthode optique).

Sensibilité discriminative pour l'intensité des sons. — On désigne ainsi la possibilité de distinguer une différence entre deux sons de même nature, mais d'intensité différente, ou de localiser un son à droite ou à gauche du plan médian. La première expérience est généralement moins délicate et moins compliquée que la deuxième. Bien qu'il soit assez difficile de rendre objective l'intensité des sons employés, on peut cependant déterminer cette sensibilité discriminative pour l'intensité des sons au moyen d'un pendule acoustique. Dans ce but, on cherche avec un son moyen à noter d'abord la limite perceptible, puis à trouver un son qui puisse en être discerné. Pour obtenir ce résultat on peut faire usage d'un pendule construit dans le genre de celui de Kämpfe, dans lequel le

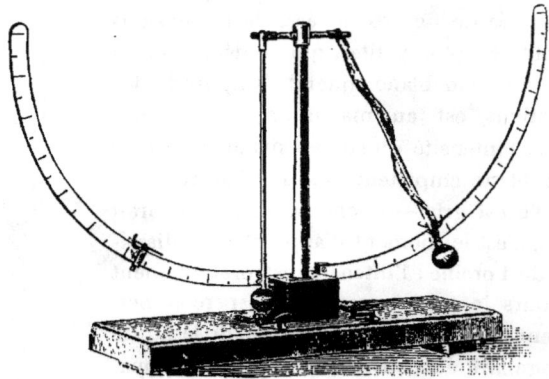

Fig. 14.

Pendule acoustique de Kämpfe modifié (d'après SANFORD).

son est produit par le choc d'une boule fixée à l'extrémité de la tige du pendule contre un bloc d'ébène, l'intensité du son est supposée varier en raison directe de la hauteur de chute, ou du carré du sinus de la moitié de l'arc que parcourt le pendule. Lorsqu'on se sert de l'instrument, il faut le placer de manière à ce que le pendule oscille librement, que les boules au repos touchent à peine le bloc d'ébène [1].

Le tableau suivant calculé d'après celui de Kämpfe, montre l'intensité proportionnelle des sons produits par des chutes

1. SANFORD, *Psychologie expérimentale*, Schleicher, éditeur.

comprises entre 4o et 5o°; le son qui correspond à 4o° étant pris comme unité.

Table des intensités relatives des sons lorsque le pendule acoustique tombe d'un angle compris entre 30 et 50°, le son qui correspond à 40° étant pris comme unité.

Angle.	Intensité.	Angle.	Intensité.
3o°	o,57	41°	1,o5
31°	o,61	42°	1,10
32°	o,65	43°	1,15
33°	o,69	44°	1,20
34°	o,73	45°	1,25
35°	o,77	46°	1,31
36°	o,82	47°	1,36
37°	o,86	48°	1,41
38°	o,91	49°	1,47
39°	o,95	5o°	1,53
4o°	1,oo		

Sensibilité absolue de l'oreille normale. — M. Abraham [1] a recherché quelle pouvait être la sensibilité de l'oreille en valeur absolue, en produisant dans l'oreille des variations de pression d'une amplitude connue. Les variations de pression sont produites dans un cylindre d'une capacité connue, 100 centimètres cubes environ, au moyen des vibrations de la membrane d'un téléphone qui forme une des bases de ce cylindre; l'autre base de la cavité cylindrique est fermée, sauf en son centre qui présente une ouverture munie d'un pavillon. Ce pavillon est appliqué contre l'oreille.

Dans le téléphone, on envoie des courants de période connue, et l'on en fait décroître l'intensité jusqu'au moment où l'on cesse d'entendre.

M. Abraham a employé des sons peu élevés de 200 à

1. *Compte rendu de l'Académie des Sciences*, tome 144, 1907, p. 1099.

5oo périodes et fait remarquer d'autre part que la sensibilité de l'oreille ne se mesure guère qu'à 25 o/o près.

Et cet expérimentateur a observé que cette sensibilité était à peu près la même pour les deux fréquences de courant (25o et 5oo) employées par lui, et qu'elle se caractérisait par intensité de courant de o,o4 microampère efficace. D'où cette conclusion que *le seuil des sensations de l'oreille normale correspond à des variations de pression ayant une amplitude d'environ quatre dix millionièmes de millimètre de mercure.*

Ce résultat, remarque M. Abraham, concorderait assez bien avec les expériences de M. Wien qui a mesuré les variations de pression dans les résonateurs d'Helmoltz.

DEUXIÈME PARTIE

Nous avons cru devoir citer ces différentes recherches, pour montrer que cette question de l'acoustique physiologique n'est pas encore résolue et, jusqu'à de nouvelles et plus décisives recherches, nous nous rallions à la théorie d'Helmoltz, sans admettre, toutefois, la précision théorique qu'il a voulu donner dans son explication du mécanisme auditif.

Nous allons maintenant étudier les diverses épreuves à l'aide desquelles le clinicien auriste peut interroger l'organe de l'audition, en tirant de chacune ou de l'ensemble de ces explorations les déductions cliniques qu'elles nous sembleront devoir comporter.

Pour établir d'une manière aussi complète que possible l'état de l'appareil labyrinthique, il est indispensable d'éliminer, autant que faire se peut, les altérations siégeant presque exclusivement dans les parties de l'oreille destinées à la conduction du son, sans oublier d'envisager également les cas dans lesquels l'organe auditif est atteint dans son ensemble; telles par exemple les affections de l'oreille commençant par la caisse pour gagner graduellement et progressivement le labyrinthe : cochléaire, ou vestibulaire.

Cette manière d'exposer le problème nous conduit obligatoirement à étudier les divers moyens dont dispose l'auriste pour interroger les fonctions auditives.

De nombreux procédés ont été proposés pour obtenir des réactions types, mesurables, permettant de donner pour l'organe de l'ouïe un schéma de l'état fonctionnel comme les ophtalmologistes en mesurant l'acuité de la vision et en déterminant le champ visuel.

Ces épreuves consistent essentiellement à rechercher et à comparer entre elles les différences dans la perception de sons déterminés.

Pour obtenir ces divers résultats on fait habituellement usage, en clinique, des expériences suivantes :

Pour la perception aérienne
$\begin{cases} \text{acoumètres} \begin{cases} \text{montres} \\ \text{acoumètre de Politzer} \end{cases} \\ \text{voix} \\ \text{diapasons.} \end{cases}$

Pour la perception cranienne
$\begin{cases} \text{acoumètres} \\ \text{diapasons} \\ \text{électricité} \begin{cases} \text{faradique} \\ \text{galvanique.} \end{cases} \end{cases}$

La première série d'épreuves acoumétriques consiste d'abord à rechercher d'après la distance les limites extrêmes de la perceptibilité auditive et la limite pour l'audition des sons graves et aigus dans l'échelle tonale.

La deuxième série a pour but de déterminer la manière dont se fait la transmission du son à travers les os du crâne et parfois même de comparer entre elles les transmissions sonores aérienne et cranienne.

Nous verrons un peu plus tard quelle est la valeur de ces recherches dans l'examen fonctionnel du labyrinthe, en décrivant successivement les expériences dites de : Weber, Schwabach, Gellé, Rinne, auxquelles il faut ajouter actuellement les épreuves complémentaires permettant d'explorer le limaçon (électricité) et l'appareil vestibulaire (Épreuves de Barany, de Stein, vertige voltaïque ou épreuve de Babinski).

Pour ce qui concerne les bruits subjectifs, leur mode d'apparition et leurs différentes modalités cliniques sont sujets à de telles variations indépendantes de l'oreille, que nous nous bornerons à les signaler sans leur attribuer une valeur intrinsèque que souvent ils n'ont pas, dans l'étude qui nous occupe actuellement.

Examen de l'audition.

A. **Perception aérienne.** — En pratique, on se sert de la montre, de l'acoumètre de Politzer et de la voix chuchotée.

1° Acoumètres. — La montre employée par les otologistes devrait toujours avoir un bruit de même intensité, malheureusement, cette montre idéale étalon n'existant pas, nous ne pouvons connaître que la distance normale à laquelle une montre X est entendue. Cette distance peut donc être de 1, 2 ou même 3 mètres : aussi en présence d'un malade entendant à 10 centimètres un tic tac qui devrait être normalement perçu à 1 mètre, on écrira :

$$M = \frac{10}{100}, \text{ ou bien } M\,(N = 100) = 10.$$

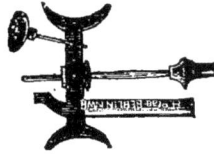

Fig. 15.
Acoumètre de Politzer.

L'acoumètre de Politzer, le plus connu des acoumètres proposés, le seul à peu près qui soit entré dans la pratique, se compose d'un petit cylindre qui répond à l'*ut*⁴ 512 v.d.

Étant donné que normalement il doit être entendu à 15 mètres, s'il n'est perçu qu'à 1 mètre on peut dire que l'acuité est de 1/15. Cependant comme l'acoumètre de Politzer ne donne pas un bruit toujours égal, Politzer, Gradenigo et Delsaux (Congrès de Bordeaux 1904), dans le but d'obtenir un son d'intensité constante, au lieu de soulever le battant du bout de l'index pour le faire ensuite retomber, laissent pendre librement ce battant en imprimant à l'instrument des mouvements d'oscillation, comme on le ferait avec une sonnette ordinaire.

Quand on désire rechercher la distance maxima à laquelle un sujet peut entendre, par voie aérienne, un bruit donné, par exemple le tic tac d'une montre ou de tout autre acoumètre, on doit tenir l'objet vibrant à la hauteur du conduit auditif sur le prolongement d'une droite joignant les deux oreilles.

4

Afin d'éviter toute cause d'erreur, nous estimons qu'il ne faut pas commencer par éloigner l'acoumètre de l'oreille à examiner, mais au contraire se mettre autant que possible à une distance telle que le bruit ne soit tout d'abord pas entendu. On rapproche ensuite progressivement et lentement la montre vers l'organe auditif en notant exactement la distance à laquelle est entendu le tic tac. Cette mensuration sera faite à l'aide d'une échelle métrique et l'expérience recommencée à plusieurs reprises de manière à s'assurer qu'elle est parfaitement exacte. Pendant cette expérience, l'oreille opposée à celle qui est examinée doit être soigneusement obturée.

Lorsqu'on est à la limite de la perceptibilité, on peut remarquer qu'il existe parfois des intermittences dans la perception auditive; tantôt en effet le son est nettement perçu, puis quelques secondes après, à la même distance, il cesse de l'être (Urbantschitsch).

2º VOIX CHUCHOTÉE. — La recherche de l'acuité auditive par la voix chuchotée [1] a été, comme nous l'avons vu, l'objet de nombreux travaux faits dans le but d'obtenir une méthode aussi parfaite et aussi précise que possible. L'épreuve ne peut avoir de valeur que si on fait usage d'une même intensité vocale (air résiduel, fin d'expiration), les mêmes mots prononcés dans des appartements identiques pour éviter la réflexion des ondes sonores.

Pour obtenir des renseignements ayant une valeur générale et susceptible de fournir des renseignements compara-

---

[1]. *Distances moyennes auxquelles sont entendues les voyelles prononcées à la voix chuchotée d'après Gradenigo.*

Voix chuchotée forte.		Voix chuchotée modérée.	
a	39 mètres	a	24 mètres
e	42 —	e	38 —
i	33 —	i	38 —
o	27 —	o	25 —
u	19 —	u	11 —

bles entre eux, avec Quix d'Utrecht, nous conseillons d'employer des sons chuchotés déterminés, en se basant sur les recherches de Wolff, Bezold, Helmoltz et Hermann ; Quix décrit deux groupes principaux de sons :

1° *Sons graves :* ut^2 à $ré^4$ *(c* à *d²).* Voyelles : *u, o, ou.* Consonnes : *m, n, r, ng.*

2° *Sons aigus :* $ré^4$ à sol^6 *(a^2* à *g^4).* Voyelles : *a, è, é, i.* Consonnes : *t* (d), *k* (g), *f* (v), *s, sch, ç.*

Dans le premier groupe, des sons graves, on peut prendre comme type les chiffres 3, 33, 40 ; les mots : un, rue, mur, nous, mot, mort, Rome, murmure, pouls.

Dans le deuxième, des sons aigus : les chiffres 5, 6, 7, 55, 56, 57, 65, 66, 67, 77. Les mots : type, cesse, d'Assas, Passy.

On s'apercevra, après quelques examens faits avec ces phonèmes, qu'il existe nettement une différence d'acuité auditive pour ces deux variétés de sons.

Dans les affections de l'oreille moyenne, on notera nettement que le groupe des sons graves est perçu beaucoup plus près de l'oreille que celui des sons aigus.

Il sera bon également dans quelques cas particuliers de pratiquer l'*épreuve de Lucae-Dennert*, qui permet de démontrer que si le labyrinthe est détruit d'un côté, l'audition est totalement abolie de ce même côté.

Supposons l'oreille droite à examiner : on interroge l'audition à la voix chuchotée, l'oreille droite étant successivement ouverte et fermée, tandis que l'oreille saine est sérieusement fermée avec le doigt mouillé. Si la voix chuchotée est également perçue par l'oreille malade, ouverte ou fermée, ce reste d'audition ne peut pas appartenir à celle-ci, il est certainement dû à l'oreille saine dont on ne peut supprimer l'action de percevoir.

Lorsqu'un examen soigneux et répété a montré qu'une oreille malade étant ouverte, la voix chuchotée est mieux entendue que si l'oreille est fermée, ou bien si la voix chuchotée est seulement entendue l'oreille ouverte, on peut admettre que l'audition n'est pas encore abolie de ce côté.

Il est, en effet, assez difficile de supprimer totalement le pouvoir auditif d'une oreille saine, aussi Barany a-t-il recommandé des appareils ingénieux pour obtenir ce résultat; l'un est une sorte de tambour frappé par un mouvement d'horlogerie, et l'autre, plus pratique, utilise le bruit que fait le mélange d'un courant d'air et d'eau dans une cavité qui, en l'espèce, serait le conduit de l'oreille.

Lucae, pour annihiler l'oreille saine, a employé l'appareil électro-moteur de massage. D'autres ont proposé la compression du conduit auditif (prof. Voss)[1].

3° RECHERCHE DE LA LIMITE DES SONS GRAVES ET AIGUS. — Nous croyons que pour rechercher la limite inférieure des sons perceptibles on peut se contenter des diapasons donnant les vibrations suivantes : 32, 64 et 128 v.d., des types de Gradenigo.

L'examen de la région moyenne sera fait avec la série des *ul* entre 126 et 2,048 v.d. (type d'Hartmann par exemple), et, pour la limite supérieure, nous conseillons — à la place des

---

1. *Fatigue auditive.* — Lorsqu'on examine la sensibilité auditive, il faut parfois tenir compte de la fatigue de l'organe de perception, fatigue dont il est possible de se rendre compte en pratiquant l'épreuve dite de Corradi.

Si l'on fait vibrer un diapason pour l'appuyer sur la mastoïde ou le vertex, on attend que le son ne soit plus perçu, le diapason est alors brusquement enlevé, et deux secondes après il est replacé au même endroit avec la même pression. *Normalement le son sera de nouveau perçu,* faiblement il est vrai.

Urbantschitch propose l'expérience suivante : on introduit dans chacun des conduits auditifs les deux extrémités d'un otoscope; un diapason vibrant est placé sur le tube en un point tel que le son ait la même intensité pour les deux oreilles. Le son paraîtra probablement venir d'un point situé soit dans la tête, à mi-chemin entre les deux oreilles, soit à égale distance de l'une et l'autre oreille. Après quelques secondes, on fait vibrer à nouveau le diapason, on le place au même point, mais on pince le tube d'un côté, de manière à empêcher le son d'arriver à l'oreille. Quand le son est devenu assez faible, on supprime l'obturation du tube et le sujet remarque que le son est maintenant plus fort du côté où le tube n'est plus pincé, et paraît provenir de ce même côté.

cylindres de König et du sifflet de Galton [1] — le monocorde de Schultze, d'un emploi plus commode, plus simple, plus rapide et d'un prix beaucoup plus modéré. On obtient avec cet instrument une série de sons s'étendant de 4,000 vibrations à la limite supérieure de l'audition humaine et au delà.

La recherche des limites inférieure et supérieure d'une part, et de l'audition de la région moyenne de l'échelle, donne des renseignements qui peuvent se résumer dans les quelques lignes qui suivent :

Quand la limite inférieure est moins basse que normalement, on doit soupçonner une affection extra-labyrinthique. Quand les sons supérieurs ne sont pas perçus, ou que la limite est notablement abaissée, on doit chercher la lésion du côté du limaçon ou du nerf auditif [2].

S'il existe des lacunes auditives, c'est-à-dire une série de sons non perçus (dans l'espèce cette recherche est surtout intéressante chez les sourds-muets), on doit penser à une

1. Indications données par le sifflet de Galton dans la recherche de la limite supérieure, permettant la lecture des observations prises et annotées avec cet instrument (le monocorde s'étend de C5 à C8) :

	Divisions du Galton			Divisions du Galton	
a4 (3,480 v.d.).	2,3	22,4	a6 (13,920 v.d.).	0,9	4,7
h4 (3,906 —).	2,3	19,06	h6 (15,624 —).	0,9	3,95
c5 (4,138 —).	2,3	17,7	c7 (16,553 —).	0,9	3,68
d5 (4,645 —).	2,3	15,75	d7 (18,580 —).	0,9	3,01
e5 (5,213 —).	2,3	14,02	e7 (20,854 —).	0,9	2,51
f5 (5,524 —).	2,3	13,3	f7 (22,096 —).	0,9	2,3
g5 (6,200 —).	1,6	11,9	g7 (24,802 —).	0,9	1,83
a5 (6,960 —).	1,6	10,63	a7 (27,840 —).	0,9	1,47
h5 (7,812 —).	1,6	9,42	h7 (31,249 —).	0,9	1,13
c6 (8,276 —).	1,6	8,88	c8 (33,107 —).	0,9	1,0
d6 (9,290 —).	1,6	7,8	d8 (37,161 —).	0,9	0,67
e6 (10,427 —).	1,6	6,8	c8 (41,709 —).	0,9	0,4
f6 (11,048 —).	1,6	6,3	f8 (44,193 —).	0,9	0,3
g6 (12,401 —).	1,6	5,5			

2. La perception de la partie aiguë de l'échelle, c'est-à-dire des sons situés au-dessus de 4,000 vibrations, n'étant jamais influencée par les lésions de l'oreille moyenne, c'est sur cette partie de l'échelle qu'on devra surtout faire porter l'étude des réactions auditives du limaçon.

affection du limaçon. C'est en réalité un scotome auditif, analogue à ceux du champ visuel.

Il est des scotomes centraux (Bezold, Knapp et Gellé). A côté de ces surdités partielles centrales, il existe des surdités périphériques : scotomes périphériques pour les sons graves, ou élevés (Bezold, Siebenmann, Moos, Gellé, Schwartz, Knapp).

Szokalski a montré, d'autre part, que les sensations auditives pouvaient être perverties en îlots et pour toutes les notes de la gamme. Nous devons dire que ces sortes de scotomes auditifs peuvent être observés chez les idiots, les dégénérés et même les hystériques, Habermann a cité six cas dans lesquels le diagnostic était dificile, même sur des hystériques simples..

D'après A. Marie, ces lacunes auditives, que la théorie d'Helmoltz peut expliquer, doivent plus logiquement, dans certains cas, être considérées comme des troubles de nature corticale [1].

B. Perception cranienne. — A la suite des épreuves faites par la voie aérienne, que nous venons d'exposer, il nous faut placer les expériences qui consistent soit à étudier la transmission du son à travers les os du crâne (perception cranienne), soit à comparer entre eux ces différents modes de perception, c'est-à-dire l'audition de sons déterminés (diapasons), par la voie cranienne et par la voie aérienne.

Nous passerons ainsi successivement en revue les expériences dites de Weber, Schwabach, Rinne, Gellé, qui nous paraissent être les plus couramment mises en usage et celles qui ont une valeur réelle pour explorer les différentes parties de l'oreille interne que nous avons mission d'étudier dans ce rapport [2].

---

1. A. MARIE, *L'audition morbide.*
2. La perception des sons et de leurs caractères musicaux peut exister par la voie osseuse, alors que l'audition des mêmes sons est fausse par la voie aérienne.
L'audition est donc faussée sans être augmentée ou diminuée. Urbant-

Et d'abord, afin de rendre ces recherches plus précises et leurs résultats plus comparables entre les différents auristes, *il nous paraît indispensable d'uniformiser les instruments à l'aide desquels elles doivent être faites.*

Au Congrès de Bordeaux en 1904, MM. Politzer, Gradenigo, Delsaux, ont conseillé l'emploi, pour les épreuves de Schwabach et Weber, d'un diapason donnant 128 v.d. et pour l'épreuve de Rinne d'un diapason de 64 v.d., tandis que Bonnier recommandait un diapason de 100 vibrations.

Nous avouerons que nos préférences vont tout naturellement aux diapasons 64-96-128 v. d., du type Gradenigo qui permettent assez facilement de déterminer le seuil de l'excitation sonore au moyen des figures ajoutées aux extrémités des branches, et d'obtenir d'une façon pratique, grâce à cette méthode optique, des vibrations d'une intensité constante et facile à repérer [1].

1° TRANSMISSION CRANIENNE AVEC LES ACOUMÈTRES. — L'étude de la transmission du son par les os du crâne doit d'abord être faite avec les acoumètres déjà cités (montre, acoumètre de Politzer). On pratique cet examen en appli-

schitsch a essayé de fonder sur cette différenciation une méthode de diagnostic. D'après lui, on peut reconnaître que la lésion est labyrinthique au moyen de la perception par l'air ou par le crâne. S'il arrive en effet qu'un son soit entendu faux par l'air, et naturel par la voie osseuse, *la lésion est extra-labyrinthique,* d'où la cause de la dissonance.

Ce phénomène pourrait s'expliquer par les expériences d'André Broca. (Soc. de biol., juillet 1897), qui lui ont permis de dire : « La hauteur n'est pas liée uniquement à la période du mouvement vibratoire. De même que la notion des couleurs dépend dans certaines limites de l'intensité, de même pour le son il y a un cas analogue qu'on peut formuler ainsi : quand l'intensité du son diminue, le son monte, la période vibratoire du corps sonore restant constante.

En effet, si deux diapasons exactement accordés sont mis à des distances différentes de l'oreille, celui qui donne la sensation la plus faible semble toujours plus haut que l'autre.

1. Si l'on voulait être beaucoup plus précis dans l'emploi de cette méthode il faudrait, comme le recommande Gradenigo, faire vibrer le diapason à l'aide de poids variés suspendus aux branches de son diapason par un fil combustible. C'est évidemment une complication un peu excessive pour de simples recherches cliniques.

quant successivement l'objet sonore (montre de préférence) sur les parties du front dépourvues de cheveux (région frontale, fronto-pariétale, pariétale temporale et mastoïdienne que dans la pratique nous désignerons par les chiffres 1, 2, 3, 4, 5. A l'état normal la montre est entendue *aussitôt* qu'elle a pris contact avec la paroi osseuse, tandis que si la perception osseuse est simplement diminuée, il faut un moment pour que la transmission se fasse. La disparition de la perception cranienne à la montre indique en général une altération de l'appareil de réception (Moure).

2° ÉPREUVE DE WEBER. — Si on place un diapason vibrant sur le vertex ou sur la racine du nez, il donne une perception auditive que l'homme normal localise dans les deux oreilles, ou plus vaguement dans le crâne. Un malade est-il atteint d'une affection otique unilatérale, la sonorité du diapason sera perçue du côté affecté, si l'appareil de transmission est en cause, tandis que s'il existe une lésion de l'appareil de perception, le son sera latéralisé du côté sain.

En présence d'une exaltation anormale de l'audition par contact, c'est la paracousie de Weber. Bonnier, sous le nom de paracousie lointaine, a repris la même expérience en mettant son diapason de 100 v.d. sur la rotule.

La valeur de ces épreuves a été très discutée : en effet, les résultats sont variables avec le même malade à différents moments, avec l'examinateur et d'après l'instrument employé.

A notre avis, une des conditions premières pour obtenir des renseignements précis est de pratiquer, avant de faire l'examen de l'ouïe, l'examen visuel de l'oreille, de manière à ne faire ces épreuves d'audition qu'en présence de conduits auditifs libres, sans amas de cérumen, en face d'une caisse non remplie de pus ou d'eau de lavage, c'est-à-dire en ayant une oreille bien nette et bien asséchée. Il est recommandé ensuite de prendre toujours pour le même malade le même diapason [1].

D'autre part il peut être important de pouvoir vérifier si le malade dit exactement la vérité ou du moins s'il se rend bien compte de ce qui se passe dans ses oreilles.

Très souvent en effet un sujet sourd d'une oreille, qui vient nous consulter, et auquel on place le diapason mis en vibrations sur le haut du front (partie dépourvue de cheveux), nous dit entendre mieux du côté sain, alors qu'en réalité tout le reste de notre examen nous démontre d'une façon certaine que c'est l'appareil de transmission qui est atteint.

Il suffit alors, pour faire le contrôle de l'erreur du malade, de lui fermer successivement l'oreille saine et l'oreille atteinte.

S'il se trompe, et par conséquent nous induit en erreur, il ne manquera pas, lorsque nous lui fermerons l'oreille saine, de latéraliser *du côté opposé* la perception auditive du diapason vibrant, alors que nous savons au contraire que si ce bruit était localisé d'abord du côté sain, l'obturation du conduit devrait augmenter cette latéralisation, au lieu de la supprimer ou de la diminuer. C'est un moyen de contrôle dont il faut savoir faire usage à l'occasion.

3° ÉPREUVE DE SCHWABACH. — Quand on applique un diapason dont on connaît la durée de perception normale sur le vertex, si le malade présente une augmentation de la durée de cette perception, on doit admettre une lésion de l'appareil de transmission ; la diminution de la perception normale indique au contraire une altération de l'oreille interne.

4° ÉPREUVE DE RINNE [2]. — En 1855, Rinne écrivait : « Je fais vibrer un diapason, je l'appuie contre l'incisive supérieure, où

1. Bezold a employé pour le Weber le diapason a^1, ou $la3$ (435 v.d.) et au besoin, A où la^1 (108, 75 v. d.). Nous proposons les 3 diapasons successifs de 64-96-128 v.d. (type Gradenigo).
2. Toutes les recherches de Bezold ont été faites en général avec le

je le laisse jusqu'à ce que le son, d'abord très clair, devienne
insensible pour moi ; je mets alors un diapason sur le devant
de l'oreille et j'entends le son très distinctement jusqu'à ce
qu'il meure de nouveau. Le résultat est le même pour toutes
les personnes ayant une audition normale... Si chez les personnes, dont l'ouïe diminue, le résultat est le même qu'à
l'état normal malgré la maladie, nous pouvons justement
conclure qu'il y a là une relation entre la perception cranienne et l'appareil compliqué de l'audition ; en d'autres
termes, que l'appareil auditif nerveux doit être malade.

D'autre part, si le malade entend le son aussi longtemps,
ou même plus longtemps à travers les os du crâne, cela nous
donne l'idée qu'à travers le passage normal nous pouvons
diagnostiquer la maladie d'un des appareils conducteurs
jusqu'à la membrane de la fenêtre ovale inclusivement. »

Ce n'est qu'en 1880 que Lucae reprit cette épreuve et
énonça la loi suivante : Dans les lésions de l'appareil de
réception, la durée de l'audition aérienne l'emporte sur celle
de l'audition cranienne, tout comme dans les conditions
normales, on dit alors l'épreuve positive : R +.

Dans les lésions de l'appareil de transmission (conduit,
caisse avec son contenu, trompe d'Eustache), la durée de
l'audition aérienne est inférieure à celle de l'audition cranienne, l'épreuve est négative : R —. [1]

Dans les cas où les deux départements anatomiques sont
lésés, mais en proportion inégale, le résultat de l'épreuve
est ce qu'il serait si le moins lésé était normal.

Si une lésion, commençant par l'oreille moyenne, tend à

---

diapason a^1 ou $la3$, diapason qui avait une durée totale de vibrations
perçues par l'air de 90 secondes, en prolongation sur l'audition osseuse
de 30 secondes. Normalement, le Rinne peut s'écrire :

$$\frac{\text{audition aérienne}}{\text{audition osseuse}} = \frac{90''}{60''} = +30''.$$

1. Comparant les durées de perception aérienne et de perception
osseuse, M. Castex a trouvé que la durée de la perception par la voie
osseuse est moindre de 1/6° environ, avec le diapason de Lucae.

envahir le labyrinthe, on conçoit que le Rinne puisse, après avoir été négatif, devenir égal, puis positif.

Nous répéterons au sujet de l'expérience de Rinne ce que l'un de nous a déjà dit dans une de ses publications antérieures, à savoir : qu'il est préférable de faire vibrer le diapason assez doucement pour se trouver presque d'emblée à la limite du point où le malade commence à en percevoir la vibration par voie cranienne ou aérienne suivant le cas. En agissant différemment, on met en branle tout l'appareil auditif et l'on fausse les résultats de l'examen qui devient alors très difficile à pratiquer [1].

D'autre part, il est bon de temps à autre d'interrompre les sensations auditives, en éloignant et rapprochant alternativement le diapason de l'oreille, afin d'éviter des erreurs à peu près fatales si le malade fixe lui-même le moment précis où il cesse de percevoir le bruit du diapason, et par conséquent où doit se faire le changement cranien ou aérien de l'instrument vibrant.

Il nous suffira de rappeler qu'il ne suffit pas dans l'expérience de Rinne de savoir si le résultat est positif ou négatif, mais qu'il est important de comparer la durée des perceptions aérienne et cranienne en exprimant cette différence en secondes. Seul, ce rapport entre les deux auditions peut fournir des données exactes sur l'existence d'une lésion siégeant dans l'appareil de conduction ou au contraire ayant déjà atteint et plus ou moins annihilé l'organe de réception.

A notre avis, l'expérience de Rinne, si elle est bien exécutée, est une épreuve importante pour la recherche du siège des altérations morbides susceptibles d'envahir l'appareil auditif.

Hâtons-nous d'ajouter qu'à l'égal des autres méthodes, elle n'a pas une valeur intrinsèque absolue et qu'il ne fau-

---

[1]. Cette observation s'adresse de même à l'épreuve de Schwabach.

drait pas se baser sur elle *seule* pour établir un diagnostic différentiel entre les lésions de l'appareil de transmission ou de perception.

Quand nous proposons les diapasons de 64-96-128 v.d. pour faire l'épreuve de Rinne, il est bien entendu que la limite inférieure d'audition aérienne doit être en deçà des sons donnés par ces diapasons.

Si l'on se trouve en présence d'un malade dont l'audition aérienne répond comme limite inférieure au diapason de 256 ou 512 v. d., il est compréhensible que le Rinne ne pourra être pratiqué qu'avec un diapason de 256 ou 512 v.d.

Nous pensons que le Rinne sera d'autant plus précieux en acoumétrie qu'il sera fait avec le diapason dont le son se rapproche précisément de la limite inférieure d'audition de l'oreille examinée. C'est dans cet esprit que nous proposons l'examen comparatif des auditions aérienne et osseuse (le Rinne) avec les trois diapasons de 64-96-128 v.d. qui répondent à la limite inférieure d'audition le plus communément observée dans les surdités cliniquement intéressantes.

5° Expérience de Gellé, ou des pressions centripètes. — Pendant la durée de la vibration du diapason appliqué sur le vertex, si on exerce une pression dans le conduit auditif au moyen d'un doigt (Lucae), ou mieux par l'intermédiaire d'un tube en caoutchouc reliant le méat à une poire de Politzer, à l'aide du spéculum de Siegle, ou d'un masseur de Delstanche, lorsque la pression augmente, le son perçu diminue notablement d'intensité ou même disparaît.

A l'état normal, lorsque les osselets, et particulièrement l'étrier, sont mobiles, l'épreuve de Gellé est positive. Elle est négative lorsque la perception du diapason ne subit aucune modification, malgré une pression plus ou moins forte : immobilisation des osselets et surtout de l'étrier.

Politzer fait remarquer que la pression sur le labyrinthe pouvait se faire par la fenêtre ronde. Cependant cette épreuve doit être maintenue, car elle présente une certaine précision, surtout lorsqu'elle est positive.

Brühl, combinant le Rinne et le Gellé, donne les conclusions suivantes :

1° Rinne positif + Gellé positif = affection nerveuse.

2° Rinne absolument négatif, ou partiellement négatif jusqu'à ut^3 + Gellé négatif = ankylose de l'étrier.

3° Si le Rinne est négatif au-dessous d'ut^2 et positif au-dessus, le Gellé positif = pas d'ankylose; Gellé négatif = ankylose.

Conclusions.—Comme conclusion de ce chapitre d'acoumétrie nous proposons d'adopter pour l'examen de l'audition le schéma suivant en indiquant le nombre des vibrations doubles des diapasons employés au lieu de la note donnée par l'instrument, ce qui simplifiera et uniformisera la notation acoumétrique.

Épreuves par les diapasons. — Normalement, les diapasons employés seront ceux de 64 v.d., 96 v.d., 128 v.d., dits de Gradenigo, c'est-à-dire avec les figures dont nous avons parlé plus haut :

		Schwabach [1] Weber				Rinne			
		G.	D.	G.	D.	Oreille gauche			O. D.
Diapasons Gradenigo	64 v.d.	= + −	= + −	+	−	$64\ \dfrac{\text{Air}}{\text{Os}}$	$= \dfrac{N - X}{N - Z}$	$= -15''$	$+ 20''$
	96 v.d.	= + −	= + −	+	−	$96\ \dfrac{\text{Air}}{\text{Os}}$	$= \dfrac{N - X'}{N - Z'}$	$= -10''$	$+10\ ''$
	128 v.d.	= + −	= + −	+	−	$128\ \dfrac{\text{Air}}{\text{Os}}$	$= \dfrac{N - X''}{N - Z''}$ (2)	$= -5''$	$+ 15$

1. Les indications =, +, −, sont notées par rapport à la normale.

2. La lettre N indique la durée normale d'audition, soit osseuse, soit aérienne, pour chaque diapason, donnée qu'il nous serait heureux de voir acceptée par tous. Le Rinne a d'autant plus de chances d'être négatif qu'il

Gellé (128 v.d.) : négatif ou positif, — ou +.

$$\text{Montre (si Normale} = 1\ \text{m.)} \begin{cases} \text{D.} = \dfrac{X}{100} = \\[2ex] \text{G.} = \dfrac{X}{100} = \end{cases}$$

	Air	Osseuse
D.	$\dfrac{X}{100}=$	$\dfrac{+}{-}$ 1,2,3,4,5.
G.	$\dfrac{X}{100}=$	$\dfrac{+}{-}$

Acoumètre Politzer (la normale connue : 15 m., n'a pas besoin d'être mentionnée).

$$\text{Perception} \begin{cases} \text{D.} = X \\ \text{G.} = X \end{cases}$$

$$\text{Voix chuchotée :} \begin{cases} \text{Sons graves} \\ \text{Sons aigus} \end{cases}$$

	D.	G.
Sons graves	X	Z
Sons aigus	X'	Z'

Épreuve de Lucae Dennert : positive ou négative.

$$\text{Limite supérieure (Schultze)} \begin{cases} \text{D.} & X \\ \text{G} & Z \end{cases} \quad \text{Durée}^{(1)}$$

$$\text{Limite inférieure (24, 32, 48, 64, 96 v.d.)} \begin{cases} \text{O. D.} = 64\ \text{v.d. :} & X \\ \text{O. G.} = 32\ \text{v.d. :} & Z \end{cases} \text{Durée}$$

Examen électrique.

La recherche de la réaction normale du nerf auditif au passage d'un courant de 1 à 10 milliampères (dépassant rarement 4 milliampères) a été faite par différents auteurs : Gradenigo, entre autres, après Brenner[2], publia plusieurs articles sur l'importance pratique de l'examen électrique du nerf acoustique dans le diagnostic des affections auriculaires[3].

est fait avec un diapason plus grave ; les chiffres donnés ne sont pas réels, mais sont marqués comme exemple.

1. Ramenée au centième $=$
le diapason Gradenigo (figure nette) dont durée normale est 20' par exemple, est perçu seulement 5', on aura $\dfrac{X}{100} = \dfrac{5}{20}$ ou $\dfrac{5 \times 100}{20} = X = -25\ \%$.

2. Brenner admet que l'auditif est comme les autres nerfs justiciable de la formule de réaction galvanique.

3. *Annales des maladies de l'oreille*, mars 1899.

Le pôle destiné à l'oreille sera constitué par un tampon placé sur le tragus, tandis que l'électrode indifférente, qui sera le plus souvent le pôle positif, sera appliquée sur la nuque. (L'intensité du courant doit être accrue lentement et décroître de même, sans qu'il y ait rupture brusque.)

Expériences. — D'après l'un de nous (Cauzard), l'électrode négative étant sur le tragus, un courant de o à 3 et 4 milliampères est établi progressivement : le sujet en expérience entend alors un bourdonnement qui bientôt disparaît; l'interruption du courant ne provoque pas à nouveau de sensations auditives.

Le pôle positif est sur le tragus : l'excitation n'a lieu qu'au moment de la rupture et la sensation sonore est plus faible et plus aiguë.

A la clinique électrothérapique de Bordeaux, le Dr Roques qui s'est occupé de cette intéressante question [1], a suivi une technique différente de celle qui précède. Nous ne pouvons mieux faire que de reproduire la partie de l'article de notre confrère bordelais :

Recherche des réactions auditives : électrodes. — L'électrode active ou excitatrice peut être, d'une façon générale, un petit corps métallique capitonné d'un tissu hydrophile bien imbibé d'eau chaude, et introduit ainsi dans l'oreille à exciter.

Nous savons que l'introduction de l'électrode dans le conduit auditif externe a été critiquée. Nous n'avons pas trouvé à ce procédé les inconvénients qu'on lui a reprochés et nous avons obtenu de bons résultats de la technique que nous avons suivie sous la direction de M. le professeur Bergonié.

D'autre part, nous repoussons tout excitateur que porte un manche muni d'un interrupteur, comme c'est le cas pour l'excitateur laryngien ou pour les tampons explorateurs utilisés en électrodiagnostic neuro-musculaire. L'interrupteur, en effet, ne peut être manœuvré sans produire un bruit

1. *Revue hebdomadaire de laryngologie*, n°° 25 et 26 juin 1908.

capable d'amener quelque confusion dans l'esprit du sujet. De plus, ces électrodes à manche doivent être tenues à la main, ce qui occupe un aide ou l'observateur, et ne peut donner lieu qu'à une application défectueuse, car il n'est pas possible que les mains demeurent immobiles durant toute la durée de l'examen.

L'électrode active dont nous nous servons est l'électrode auriculaire de notre ami le Dr Roumaillac. Elle se compose d'une petite masse métallique ovoïde destinée à être introduite dans l'oreille et présentant, sur presque toute sa surface, des aspérités capables de bien maintenir l'ouate hygroscopique qui s'accroche à elles et dont on entoure toute la masse ovoïde. On fait ainsi un capitonnage bien hydrophile, assez épais pour protéger le conduit auditif contre tout effet douloureux ou électrolytique intense.

Ce petit excitateur est fixé au centre d'un disque d'ébonite perpendiculairement à la face interne du disque. Sur le centre de l'autre face (externe), se trouve la borne où aboutit le conducteur venant du poste.

La partie capitonnée, de longueur convenable, est introduite, après avoir été bien imbibée d'eau chaude, dans le conduit auditif externe aussi loin que possible, jusqu'à ce qu'elle soit arrêtée par le disque d'ébonite qui vient s'appliquer contre le pavillon de l'oreille.

Une bande en caoutchouc, ou mieux un ressort métallique isolé, maintient les électrodes auriculaires solidement et bien uniformément pendant tout l'examen.

Les oreilles doivent être excitées l'une après l'autre, séparément. Il faut se garder de fermer le circuit en amenant un pôle sur l'oreille dont on cherche les réactions, et en même temps l'autre pôle sur l'oreille opposée.

On comprend quelle confusion peut en résulter pour la difficulté d'attribuer la réaction à une oreille plutôt qu'à l'autre. Ce que nous nommerons plus loin la *réaction paradoxale* ne pourrait plus être ainsi recherché. Il y a donc lieu, une oreille recevant le pôle excitateur, de fermer le circuit en amenant l'autre pôle sur une électrode dite indifférente, c'est-à-dire de dimensions et de point d'application tels que ses effets d'excitation soient nuls ou négligeables et peu intéressants : une plaque de métal de 120 à 140 centimètres carrés environ, revêtue d'un capitonnage hydrophile et imbibé d'eau chaude, est ainsi placée sur le dos ou sur la nuque.

Ceci ne nous empêche pas de mettre en place, une fois pour toutes, avant l'examen, les électrodes de Roumaillac, une dans chaque oreille, et de les y fixer. Cela simplifie et abrège les manœuvres. L'électrode indifférente recevant un conducteur et le conservant tout le temps, il suffira, après l'examen d'une oreille, de retirer de son électrode auriculaire l'autre conducteur et de le fixer à l'électrode de l'oreille qui reste à examiner. Le pôle négatif ou positif sera donné par l'inverseur de courant.

Les choses étant bien disposées, voici comment nous procédons toujours, pour mettre de l'ordre dans l'examen.

Exploration faradique. — L'oreille droite est d'abord examinée. On commence par rechercher les réactions au courant faradique. Étant donnée la forme de ce courant, nous n'avons pas à nous inquiéter de savoir si le pôle excitateur est positif ou négatif.

Par la manœuvre d'un bon rhéostat nous nous arrangeons de façon à débuter avec un courant de minime intensité. Pour les intensités fortes, nous nous baserons sur les réactions du facial.

Le rhéostat étant réglé, nous recommandons au sujet de nous avertir dès qu'il percevra un bruit inaccoutumé. Nous amenons ensuite, par le maniement de l'interrupteur, la fermeture du circuit. Le courant passe quelques secondes, puis nous faisons la rupture. On note les impressions accusées par le sujet.

Le rhéostat est ensuite manœuvré de façon à donner au courant un peu plus d'intensité, puis une nouvelle fermeture est faite, le courant passe encore, une nouvelle rupture survient et les mêmes questions sont posées. La manœuvre recommence ainsi plusieurs fois avec des intensités augmentant progressivement, à chaque fermeture, d'une faible valeur.

On arrête les recherches quand on a légèrement dépassé le seuil de l'excitation, c'est-à-dire quand on a atteint et dépassé un peu l'intensité minima pour laquelle le sujet a nettement accusé des réactions auditives. Si l'on ne les obtient pas, on cesse de les rechercher lorsqu'on voit de fortes contractions des muscles de la face et lorsque le sujet commence à mal supporter le courant.

Les résultats, positifs ou négatifs, sont notés ainsi que l'intensité approximative et l'on passe à l'exploration galvanique.

Exploration galvanique [1]. — Une légère manœuvre du commutateur a suffi à mettre en circuit la source du courant continu. L'inverseur a mis *au pôle positif l'électrode excitatrice,* le rhéostat a été réglé pour avoir l'intensité minima, dont la valeur sera maintenant lisible au milliampèremètre. L'intensité minima pour laquelle le sujet accuse une sensation auditive ou pour laquelle il cesse de supporter le courant sans avoir perçu de réaction, est notée au milliampèremètre. L'excitation positive est alors terminée.

Les mêmes manipulations et les mêmes observations sont ensuite refaites dans le même ordre, mais, cette fois, avec le pôle négatif comme pôle excitateur.

En comparant les valeurs de l'intensité au seuil de l'exci-

1. La réaction galvanique de l'auditif n'est pas toujours facilement supportée par le sujet; elle s'accompagne de phénomènes désagréables (salivation, toux), de vertige. — Sa précision n'est pas facile à contrôler; sa subjectivité enfin ne lui donne pas une valeur absolue. Néanmoins, elle peut rendre des services appréciables.

tation positive et au seuil de l'excitation négative, on voit quel est le pôle le plus efficace. Mais, bien que cette notion ne nous paraisse pas jusqu'à présent très importante, on aura déjà pu l'acquérir d'une autre façon : en inversant brusquement le courant, sans modifier l'intensité (mais avant que celle-ci soit douloureuse), vers la fin des recherches à l'excitation positive.

Pendant cette inversion, le sujet accusera vite une sensation auditive, s'il la perçoit pour la première fois au moment de l'inversion brusque, ou bien il accusera l'augmentation ou la diminution d'une sensation déjà éprouvée. Si l'on a pratiqué cette manœuvre vers la fin des recherches au positif, l'examen est ensuite repris où l'on en était arrivé et continué comme il est dit plus haut.

Tous les renseignements précédents étant enregistrés, on passe à l'examen de l'oreille gauche après avoir opéré la mutation convenable du conducteur portant le courant aux électrodes auriculaires.

Tout ce que nous avons dit de l'examen de l'oreille droite s'applique évidemment à celui de l'oreille gauche.

D'après Lermoyez :

1° S'il n'y a pas de réaction, s'il n'y a pas d'obstacle au courant, il faut penser à une lésion du nerf auditif [1].

2° Si la réaction est plus vive qu'à l'état normal, le nerf auditif réagissant par exemple avec un milliampère, il existe soit une hyperémie du labyrinthe, soit une irritation du nerf auditif.

3° Lorsqu'il y a inversion de la formule donnée précédemment, on doit admettre une affection grave de l'appareil labyrinthique ou du nerf auditif.

Normalement, la plus grande excitation correspond à la fermeture du courant, le pôle négatif étant placé au niveau du conduit auditif.

1. Normalement la réaction sonore (bourdonnement) se produit entre 4 et 6 milliampères.

Toujours d'après M. Roques, la première proposition de Lermoyez ne serait vraie, avec sa technique, que pour une lésion ancienne, très grave, ayant entraîné la dégénérescence complète du nerf (voir plus loin le tableau synoptique : réactions nulles).

La deuxième proposition concorde avec ses résultats.

La troisième paraît vraie, bien que l'inversion lui semble moins importante que l'hyperexcitabilité.

Contrairement aux affirmations de Brenner, chez les sujets normaux, dit Gradenigo, c'est seulement dans un petit nombre de cas que l'on obtient une réaction de l'acoustique par des courants électriques d'une intensité inférieure à 6 milliampères et par l'application externe ; à l'inverse, chez les individus atteints d'altérations nettes de l'organe auditif, ou de lésions endocraniennes, le nerf acoustique réagit par le phénomène sonore à l'excitation engendrée par le courant électrique, même le plus faible. L'hyperexcitabilité électrique de l'acoustique est, pour cet auteur, en rapport avec les lésions irritatives de l'organe auditif en général, et plus particulièrement de l'appareil de perception des sons.

Ordinairement, l'augmentation de l'excitabilité électrique est bilatérale, même si l'affection est unilatérale ; mais, dans ce dernier cas, l'accroissement est plus prononcé du côté malade.

Si l'hyperexcitabilité est bilatérale, dit M. Roques, avec une affection unilatérale, je crois qu'il y a *réaction paradoxale* à l'examen du côté sain : le côté n'est pas hyperexcitable quoique non malade (il y a dans les mots « sain » et « hyperexcitable » une contradiction à moins que le sujet n'appartienne aux 10 o/o qui font exception à la règle générale), seulement l'excitation du côté sain se propage au côté malade et c'est, croyons-nous, celui-ci qui entend. C'est d'ailleurs là une opinion personnelle.

La facilité de réaction indiquerait un processus irritatif de l'oreille interne, et probablement du nerf acoustique, lié habituellement à des phénomènes inflammatoires, ou simplement hyperémiques, que leur siège ait lieu dans l'oreille interne ou dans l'oreille moyenne.

D'après Gradenigo, deux affections chroniques sont susceptibles de présenter les mêmes caractères objectifs et fonctionnels acoustiques, mais l'une peut s'accompagner d'une excitabilité électrique exagérée, et l'autre non. La première comporte un pronostic généralement plus grave que la seconde.

L'examen des réactions auditives ne permettrait guère de différencier les lésions de l'appareil de transmission de celles de l'organe de perception. Une exquise hyperexcitabilité peut s'accompagner d'abolition complète de la fonction auditive ou même d'audition normale chez un névrosé. D'après Gradenigo, les critériums de l'excitabilité électrique sont différents de ceux que l'on obtient par l'étude des altérations de l'acuité auditive. Sauf les cas où il existe une hyperexcitabilité nerveuse générale exagérée, pour ainsi dire pathologique, l'existence d'une hyperexcitabilité électrique est l'indice du processus irritatif de l'appareil percepteur des sons; mais la réciproque n'est pas vraie. On ne peut pas dire qu'en présence d'une surdité, même localisée à l'oreille interne, il y aura inévitablement une augmentation de l'excitabilité électrique [1].

Au point de vue des rapports qui relient l'excitabilité électrique auditive aux névroses, M. Roque considère que l'hyperexcitabilité doit faire songer à des *troubles organiques* chez le névropathe, et d'autre part que l'inexcitabilité habituelle chez les normaux (90 o/o) doit, si on la rencontre chez un sourd, faire penser à des troubles purement fonctionnels,

---

1. Gradenigo, sur une jeune fille devenue très sourde par une otite interne bi-latérale, obtint la réaction du son aux diverses phases d'excitation galvanique, même par un courant si faible qu'il déplaçait à peine les aiguilles de l'ampèremètre.

qui devront toujours subir le contrôle des moyens dont dispose l'auriste pour examiner la fonction auditive.

TABLEAU SYNOPTIQUE
DES RÉSULTATS DE L'ÉLECTRODIAGNOSTIC EN OTOLOGIE.
(D'après le Dᵣ ROQUES, *loc. cit.*)

	RÉACTIONS	SIGNIFICATION
AUDITION	Réactions nulles.	État normal chez 80 à 90 o/o des sujets sains. Troubles hystériques. Troubles tabétiques. Dégénérescence complète des terminaisons du nerf acoustique.
	Réactions auditives : bruits ou sons avec une intensité faible de 0,5 à 10 mA. en moyenne.	Furonculose du conduit auditif. Épanchements. Otite moyenne — interne : Hyperémie de leurs organes. Névrite avec hyperémie. Tumeurs intra-craniennes. Méningites. Traumatismes de la tête. — Lésions affectant l'oreille qui perçoit le bruit ou le son réactionnel, que ce soit l'oreille directement excitée ou bien (*réaction paradoxale*) celle du côté opposé.

TROISIÈME PARTIE

I. SENS STATIQUE. ÉTUDE EXPÉRIMENTALE

Cette étude, des plus complexes, comprendra d'abord une série d'expériences faites par des auteurs nombreux, pour établir les lois de notre équilibre et de la perception que nous avons de la place qu'occupe notre corps dans l'espace.

A. POSITION VERTICALE ET HORIZONTALE DU CORPS. — Pour rechercher la notion que nous pouvons avoir de la position verticale et horizontale de notre corps sans le secours des yeux, on fait usage d'une planche-bascule.

Le sujet est installé convenablement, la tête en haut, les yeux fermés, sur une planche placée verticalement ; si on lui demande alors dans quelle position il se trouve, il répond le plus souvent qu'il est légèrement penché en avant : en réalité, il est dans cette situation si ses talons touchent la planche. Si on fait alors incliner lentement la planche en arrière et qu'on demande au sujet de dire quand il a la sensation d'être vertical ou penché en arrière de 45°, 60° 90° ou 180°, par rapport à la verticale, on observe deux formes d'illusions : les angles de moins de 40° paraîtront probablement trop petits, ceux de 40 à 60° seront estimés correctement ; ceux de plus de 60° paraîtront trop grands, le sujet déclarera qu'il est dans la position verticale, la tête en bas, lorsqu'il s'en trouvera encore éloigné de 30 à 60° (Sanford, *Cours de psychologie expérimentale*).

Les illusions dépendraient en grande partie, d'après quelques auteurs, de la distribution de la pression à la plante des pieds et sur d'autres surfaces du corps, et de la direction due à la pression des viscères mobiles et du sang (?).

B. Sensation de rotation. — *Perception de rotation uniforme.* — Si, un sujet étant assis sur une table ou un siège tournant, les yeux fermés ou bandés, on fait tourner la table lentement, uniformément, dans l'une ou l'autre

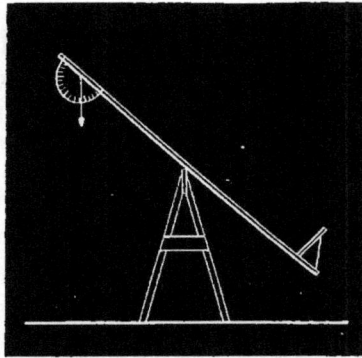

Fig. 16.
Planche-bascule (d'après Sanford).

direction, il reconnaît tout d'abord la direction du mouvement, mais si la vitesse de rotation est régulière, cette perception de la rotation diminue ou même disparaît (loi de Mach), le sujet en expérience se rend seulement compte du changement de vitesse, mais non de la rotation continue. Après quelques pauses et de courts mouvements dans une direction, à droite par exemple, puis à gauche, le sujet peut n'avoir aucune notion de la direction du mouvement. Il est nécessaire dans ce cas que la rotation soit toujours régulière et de préférence qu'elle soit lente.

C. Illusion de rotation dans le sens contraire. — Si, le sujet ayant toujours les yeux fermés, on accélère la rotation,

puis qu'on l'arrête subitement, il éprouve une sensation nette
de rotation en sens inverse : épreuve de contre-rotation.
Si on recommence l'expérience et que, lorsque l'illusion
de rotation commence, on prie le sujet d'ouvrir les yeux,
l'illusion cesse aussitôt, pour reparaître à nouveau lorsqu'il
ferme les yeux, à la condition toutefois que l'impression de
rotation soit assez forte.

D. Siège des organes de la perception de la rotation. —
Lorsque la rotation est assez rapide, si au moment de l'arrêt
on incline brusquement la tête du sujet ayant les yeux
fermés, en arrière, en avant ou latéralement vers l'une ou
l'autre des deux épaules : *L'axe de rotation du corps paraît
se faire dans la direction opposée à celle de l'inclinaison de
la tête, c'est-à-dire que si la tête est inclinée à droite, l'axe
subira une inclinaison à gauche*, ainsi de suite.
Le sujet a donc la sensation qu'il tourne sur la surface
d'un cône, dans une direction contraire à celle de la rotation
primitive : ce qui permet de supposer que l'axe apparent de
rotation dépend de la tête.
La même illusion se produit si la tête, étant penchée pendant
la rotation réelle, est redressée au moment de l'arrêt, tandis
que si le sujet tourne la tête à droite ou à gauche, il n'a
aucune sensation illusoire parce que dans ce cas l'axe de
rotation de la tête ne change pas. L'illusion, lorsqu'elle se
produit, est très désagréable du reste et peut occasionner la
chute du patient lorsque la rotation est rapide.

E. Vertige de Purkinje. — Si l'on fait tourner rapidement un sujet, les yeux ouverts, jusqu'à ce qu'il commence
à éprouver la sensation de vertige, avant l'arrêt, les objets
ambiants semblent tout d'abord être au repos, puis tourner
dans la direction opposée; après l'arrêt, si le sujet regarde
un point quelconque placé loin de lui, il a la sensation
que les objets continuent à tourner dans la direction où

ils paraissaient tourner tout d'abord, c'est-à-dire dans une direction contraire à son propre mouvement rotatoire. Si l'expérimentateur examine alors les yeux du sujet en expérience, il constatera des oscillations horizontales des globes oculaires. Ces mouvements se composent de secousses brusques, dirigées dans le sens contraire à la rotation première, et de secousses lentes dans la même direction (nystagmus après rotation, dit expérimental). Le sujet n'a pas conscience du mouvement de ses yeux et, si l'illusion est un peu trop forte, il pourra éprouver une sensation de vertige.

Organe du sens de l'équilibre et du sens statique. — Depuis 1824, c'est-à-dire depuis les expériences de Flourens, le sens statique a été considéré comme étant fonction des canaux semi-circulaires. Il est inutile de rappeler ici les expériences célèbres par lesquelles ce célèbre physiologiste démontra la relation étroite qui relie ces canaux à la coordination des mouvements et à l'équilibre. Pierret, Brown-Séquard, Bechterew, André Thomas et d'autres, ont également observé ou occasionné ces désordres en créant des lésions du nerf vestibulaire.

Goltz admettait que les changements de position de la tête provoquaient des mouvements du liquide contenu dans les canaux, déterminant ainsi des sensations qui réglaient l'équilibre. Pour Breuer, l'endolymphe vestibulaire, en vertu de son inertie, exercerait un frottement sur la paroi sensible des ampoules lorsque la tête se déplace.

Pour d'autres, l'excitation des nerfs ampullaires serait due à une contre-pression, sans déplacement, ni frottement du liquide contre la paroi en sens inverse du déplacement, ou à quelque irritation de nature inconnue, mais liée à l'accélération (Morat et Doyon).

Pour Breuer, Mach, Crum-Brown, les canaux semi-circulaires sont l'organe des sensations d'accélération. De Cyon qui, en 1874, parla le premier d'un sens de l'espace, refuse aux mouvements du liquide et au liquide lui-même le rôle d'excitateur des ampoules.

Pour Lœwenberg, les troubles locomoteurs réalisés dans les expériences de Flourens seraient dus à une excitation, et non à une paralysie.

Pour Steiner, la destruction de ces canaux ne donnant pas lieu à ces désordres, les troubles moteurs seraient le résultat de phénomènes d'excitation.

Lussana admet que le point de départ des convulsions se trouve dans les lésions des ampoules.

Koenig, après une étude expérimentale des canaux semi-circulaires, dans laquelle il compare les résultats obtenus par la destruction, par l'analgésie et par l'anesthésie des canaux semi-circulaires, à l'aide de la cocaïne, arrive aux conclusions suivantes :

« 1° Avec Crum-Brown, Delage, etc., je suis d'avis que les canaux semi-circulaires sont l'organe du sens de rotation. Ils nous renseignent sur tous les mouvements actifs de rotation, soit de la tête seule ou du corps entraînant la tête. Ils ne nous renseignent pas sur les mouvements passifs de rotation quand ceux-ci sont uniformes et de longue durée, mouvements qui, d'ailleurs, ne se produisent pas dans les conditions ordinaires de la locomotion.

» 2° Comme les mouvements actifs de déplacement de notre corps sont toujours ondulatoires, les canaux semi-circulaires nous renseignent sur tous les mouvements que nous accomplissons en totalité, et sont ainsi secondairement l'organe de l'équilibre.

» 3° Par le souvenir du mouvement accompli, ils nous renseignent sur la position de notre tête par rapport à notre corps, et de notre corps par rapport aux objets extérieurs.

» 4° Les canaux gauches sont plus sensibles aux mouvements de rotation à gauche qu'aux mouvements de rotation à droite, et *vice versa*,

» 5° L'irritation des canaux semi-circulaires produit, ainsi que leur anesthésie, une abolition de fonction.

» 6° Les canaux semi-circulaires ne sont pas l'organe de l'espace. »

Les sensations qui semblent avoir leur siège dans les canaux semi-circulaires et dans l'appareil vestibulaire ne sont pas en réalité des sensations conscientes, car la sensibilité de cet appareil n'apparaît qu'en dehors des conditions normales.

Il existe une autre fonction importante des canaux semi-circulaires : c'est la relation qui existe entre eux, le tonus musculaire et le pouvoir moteur. La connaissance de ce fait résulte surtout des expériences d'Ewald, de de Cyon et de Delage.

La notion de la direction de notre corps dans l'espace semble donc résulter de la valeur comparée des excitations apportées à chacun des trois canaux, droits et gauches, dont nous n'avons pas à rappeler la situation qui correspond aux plans de l'espace.

Les mouvements de la tête et du corps sont donc l'origine d'excitations diverses, qui nous donnent la notion de position de la tête et du corps, celle du mouvement et de son accélération. Enfin, le sens musculaire, qui n'est que l'ensemble des impressions cinesthésiques, nous donne la notion des déplacements relatifs de nos membres.

Du reste, il faut bien remarquer avec MM. Morat et Doyon [1] que le sens de l'espace n'est pas seulement localisé dans le labyrinthe, mais qu'il est plutôt l'ensemble de sensations fournies par plusieurs systèmes sensoriels. A la rétine répond le sens visuel de l'espace; à la peau, le sens tactile, et à l'oreille, le sens auriculaire de l'espace. C'est ce qui fait dire aux auteurs que nous venons de citer que chaque sens est, à des degrés divers, un sens de l'espace.

1. *Traité de physiologie* (Masson, édit.).

Les sensations ainsi fournies par la vue, le tact, l'audition, nous donnent l'*orientation objective;* tandis que de l'attitude, des mouvements de notre corps, de la tête et des membres, nous viennent des sensations sur lesquelles nous formons notre *orientation subjective.* Et pour Bonnier, le trouble de l'orientation subjective constitue le vertige.

Le *vertige* est le sentiment de l'instabilité de notre position dans l'espace, relativement aux objets environnants (Grainger Stewart); c'est une maladie du sens de l'espace, par défaut ou par exagération de cette sensibilité spéciale et complexe. Aussi, peut-on distinguer d'après leur origine le vertige optique, le vertige labyrinthique, le vertige d'origine tactile, véritable vertige du sens musculaire (Weil); notons que le vertige peut avoir non pas une seule, mais plusieurs origines, comme dans le mal de mer.

Enfin, il peut y avoir vertige, non pas par hypo ou hyperfonction des organes sensoriels périphériques, mais par destruction ou excitabilité des appareils récepteurs, ou des conducteurs sensoriels : vertige bulbaire, cérébelleux, cérébral[1].

---

1. *De l'hypertension labyrinthique.* — Lafite-Dupont, de Bordeaux, a étudié avec Maupetit les rapports qui pouvaient exister entre l'hypertension labyrinthique et l'hypertension artérielle. Ayant étudié l'audition de malades présentant une tension artérielle au-dessus de la normale, ces auteurs ont noté une diminution de l'acuité auditive avec des bruits subjectifs et quelquefois des phénomènes vertigineux. Pensant que ces troubles étaient dus à une hypertension labyrinthique concomitante à l'hypertension artérielle, l'auteur a fait une série d'expériences pour montrer les rapports existant entre ces deux systèmes.

Résumé des expériences. — 1° Insufflation dans le conduit auditif externe. A chaque coup de pression dans le conduit auditif correspond une ascension de la ligne du tracé du pouls obtenu par le sphygmographe de Marey.

2° Injection dans le labyrinthe : l'injection de sérum isotonique à travers la fenêtre ronde produit chez le chien une augmentation de pression durant 34 pulsations. La pression dans l'oreille interne fait donc augmenter la pression artérielle.

Rapports entre la pression céphalo-rachidienne et la pression artérielle. Expériences physiologiques. La pression déterminée dans le système céphalo-rachidien par une insufflation d'air détermine une élévation progressive de la pression artérielle durant 18 pulsations.

3° La ponction du sac dural après issue d'une certaine quantité de liquide céphalo-rachidien détermine une descente brusque de la ligne du pouls (modifications dans le rythme respiratoire).

4° L'injection de sérum isotonique dans le système céphalo-rachidien (région cervicale) détermine une ascension de la tension pendant 35 pulsations. On s'explique ainsi certaines améliorations obtenues par Babinski dans certains états vertigineux après une ponction lombaire assez abondante. L'amélioration ne porte pas seulement sur le vertige, mais aussi sur les bruits subjectifs et quelquefois sur l'audition. Lafite-Dupont a repris cette étude thérapeutique si particulière et, pour lui, « la relation qui existe entre les pressions respectives du système artériel, céphalo-rachidien et labyrinthique, n'est pas une relation d'ordre mécanique : *la netteté du réflexe, lorsque le point de départ est labyrinthique, fait de l'oreille interne un organe présidant à la vaso-motion.*

Pour Lafite-Dupont, l'examen de l'audition chez les hypertendus du système artériel et par conséquent du système labyrinthique, a permis de noter une diminution de la perception par voie endo-cranienne et un abaissement de la limite supérieure des sons. Avec le cylindre de König, l'auteur n'a jamais trouvé une limite supérieure au-dessus de $fa8$ ou de $sol8$.

En outre, les symptômes sont à peu près les mêmes à droite ou à gauche.

En résumé, l'hypertension labyrinthique sera révélée par les signes suivants :

1° Phénomènes subjectifs : bruits, vertiges (principalement le matin) élévation de la pression artérielle. Le Schwabach est diminué, le Weber n'est pas latéralisé, le Rinne peut paraître normal. En réalité, l'audition par conduction osseuse est diminuée.

Phénomènes accessoires : céphalée, congestion légère dans la région de Schrapnell, petits symptômes de brightisme.

II. EXAMEN DU LABYRINTHE VESTIBULAIRE

L'exposé succinct de la physiologie de l'organe de l'équilibre nous permet de comprendre comment il a pu venir à l'idée de certains expérimentateurs de rechercher les altérations multiples et complexes qui pouvaient exister dans cet appareil compliqué, soit que ces modifications fussent simples et légères, soit au contraire qu'elles fussent très accentuées et même très compliquées, par conséquent difficiles à élucider.

C'est surtout aux patientes recherches de Von Stein (de Moscou) et à celles plus récentes de Barany que nous sommes redevables des progrès faits par l'otologie moderne dans l'étude anatomo-pathologique des labyrinthites. On peut dire que grâce à ces praticiens l'auriste peut commencer à se reconnaître au milieu de ce dédale compliqué, dont la symptomatologie un peu sommaire se résumait la plupart du temps en une triade dite : syndrome de Ménière, dans lequel on a pendant de longues années englobé en une masse compacte et embrouillée toutes les maladies de l'oreille interne. La maladie de Ménière était tout, expliquait tout, résumait tout en pathologie de l'au delà de la paroi labyrinthique.

Ainsi que nous avons fait pour les chapitres précédents, nous exposerons les méthodes d'examen proposées et appliquées par les divers auteurs qui se sont occupés de cette intéressante question, en essayant ensuite de rassembler tous ces documents pour en tirer des conclusions pratiques.

Réactions vestibulaires.

Comme nous l'avons vu précédemment, il existe trois

groupes de réactions normales de l'appareil vestibulaire : les unes subjéctives, les autres réflexes.

Les *réactions subjectives* sont inconstantes, exagérées ou diminuées, leur valeur est purement individuelle, ce qui les empêche d'être comparables ou mesurables. On peut les révéler par la recherche du sens statique, qui peut être faite soit avec un plan incliné, soit par les sensations de rotation ou de contre-rotation (épreuve de Mach).

A l'*étape pathologique*, ces différentes expériences pourront démontrer soit l'abolition de la fonction vestibulaire, soit tout au moins un déficit plus ou moins considérable de cette importante fonction. Dans certains cas, ce sera une irritation pathologique qui sera susceptible d'occasionner des réactions vestibulaires variées, telles que les sensations de vertige. Ces dernières pourront être : 1° subjectives, le malade ayant le sentiment que son corps se déplace : « Je tourne; » ou 2° objectives, les objets ambiants paraissant au contraire se déplacer : « Ça tourne. »

Les *réactions objectives* comprennent les troubles de l'équilibre et les troubles de motricité oculaire.

A. **Épreuves portant sur l'équilibre.** — Comme nous l'avons vu, dans le chapitre précédent, le sens de l'espace est en grande partie fonction du labyrinthe. Étant donné que normalement nous n'avons pas conscience des sensations vestibulaires, lorsque notre organe de l'équilibre sera en état d'hypo ou d'hyper-fonction, nous aurons des sensations fausses, d'où résulteront des troubles de l'équilibre.

Ces troubles pourront être étudiés sur le malade, à l'aide de la statique du corps dans la station verticale, dans la marche, le saut, ou bien encore au moyen du plan incliné de Von Stein, appelé par son auteur « goniomètre ».

Si on pratique cet examen un certain temps après l'apparition des lésions du labyrinthe, il peut être difficile de mettre en évidence les troubles de l'équilibre, car le sens de

. l'espace pourra avoir été suppléé par les appareils visuels et tactiles et aussi par l'organe du côté opposé. Il n'y a aucune raison, étant donnée la synergie labyrinthique, de supposer qu'il ne se passe pas, pour le sens de l'espace bi-labyrinthique, ce qui s'observe pour la vision binoculaire lorsqu'elle devient monoculaire.

De même l'appareil labyrinthique peut être complètement détruit des deux côtés sans que, pour cela, le sujet présente des troubles de l'équilibre; car il est susceptible de faire pour ce sens une véritable rééducation, soit par suppléance visuelle et tactile, soit par les centres nerveux de l'équilibre [1].

Cette synergie explique combien est délicate l'interprétation des troubles de l'équilibre quelque temps après le début de lésions vestibulaires. Von Stein a particulièrement étudié cette question et a multiplié les épreuves destinées, pour ainsi dire à disséquer l'équilibre des sujets examinés.

Pour mettre en évidence les troubles de l'orientation statique et dynamique d'origine labyrinthique, il est nécessaire d'abolir ou de diminuer le plus possible le rôle du sens visuel et du sens tactile (cinesthésique). Il faut donc prier le patient de fermer les yeux ou, de préférence, les lui bander (le maximum d'effet est obtenu par les yeux bandés), c'est la suppression de la béquille visuelle (Althaus-Grasset); pour diminuer l'aide fournie par le sens tactile ou musculaire, on enlèvera au patient tout appui; on cherchera à réduire le plus possible sa base de sustentation, soit dans la station debout, soit dans la marche, le saut, etc.

Von Stein a ainsi proposé trente et une manières d'explorer l'équilibre statique et dynamique du sujet.

Nous pensons que l'on peut se limiter à l'étude :

1° De la station debout sur le sol;

2° De la station sur le plan incliné;

1. Le rôle du cervelet dans l'équilibre est aussi très important. Il existe dans cette physiologie du cervelet et du labyrinthe une complexité qui a besoin de nouvelles études.

6

3° De la marche et du saut.

On fera la part de chacun dans la faculté de tenir son équilibre, selon sa profession (couvreurs, équilibristes, gymnastes, charpentiers, marins).

1. ORIENTATION STATIQUE : ÉTUDE DE LA STATION DEBOUT SUR LA TERRE. — Le malade est debout :

1° Les pieds réunis joints, les yeux ouverts *(Ppoa)*. (Les abréviations que nous donnons sont celles proposées par von Stein et tirées du latin.)

2° Les pieds réunis, les yeux fermés *(Ppoo)*.

3° Sur un seul pied, droit ou gauche, les yeux ouverts, les yeux fermés *(Pdoa, Pdoo, Psoa, Psoo)*.

4° Sur la pointe des deux pieds du pied droit, ou du pied gauche, les yeux ouverts, puis fermés *(Digiti pedum = Dppoa* ou *Dppoo, Dpdoa, ou Dpdoo, Dpsoa, Dpsoo)*.

Normalement, le malade atteint d'une labyrinthite titube ou tombe facilement quand il se tient sur un pied les yeux fermés, ou même les yeux ouverts; dans les cas graves ou plutôt récents, il tombe étant sur les deux pieds même ayant les yeux ouverts. La titubation ne survient pas immédiatement, mais se produit au bout d'un certain temps.

Gradenigo qui a recherché, sans la noter, dans les lésions labyrinthiques uni-latérales, une différence dans la difficulté de se tenir debout sur le pied correspondant au côté sain ou au côté malade, pense que chacun des labyrinthes exerce son influence sur les deux membres inférieurs. Nous croyons plutôt que ce phénomène s'explique par la rééducation déjà faite de l'orientation au moyen d'un seul labyrinthe.

2. EXAMEN DE LA STATION SUR LE PLAN INCLINÉ. — Stein a proposé, sous le nom de goniomètre, un appareil permettant de faire varier l'angle d'inclinaison d'un plan sur lequel le malade est placé debout et de mesurer cet angle. Cet appareil peut se

composer d'une simple planche fixée au sol ou plancher, au moyen d'une charnière autour de laquelle elle tournera pour décrire, avec le plan horizontal du sol, un angle variant de 0° à 50°. La planche sera levée au moyen d'une corde fixée par son extrémité libre à une poulie mue par une manivelle ; sur le côté fixé au sol se trouve une échelle graduée qui permet de mesurer l'angle d'inclinaison. L'*inclinaison* est dite *antérieure* quand le malade a la plante des pieds tournée vers la traverse, vers la charnière : le malade paraît descendre de ce plan : l'*inclinaison* est dite *postérieure* quand les talons sont tournés du côté de la traverse : le malade paraît monter. L'*inclinaison* est *latérale* droite ou gauche, quand le bord du pied droit ou gauche répond à la charnière.

Normalement, quand on fait varier l'inclinaison, l'angle est le même que le sujet ait les yeux ouverts ou fermés ; on peut dire qu'en moyenne l'inclinaison antérieure et l'inclinaison latérale varient de 35° à 40°, tandis que l'inclinaison postérieure varie de 26 à 30 degrés [1].

De nombreux facteurs font varier les résultats de ces épreuves : l'effort musculaire de compensation particulier à chaque malade, la plus ou moins grande habitude de se tenir sur un plan incliné, l'extension variable des articulations des pieds, l'appréhension du patient pour la chute. On peut y remédier en partie en reconnaissant la déviation du corps en dehors de la ligne verticale au moyen d'un fil à plomb, et en recommandant au malade de « se laisser aller ».

Cette méthode, assez difficile à interpréter, ne saurait être d'une pratique courante ; mais, dans certains cas, ajoutée aux autres examens, elle peut avoir son importance, et une valeur dont on doit tenir compte.

Certains auteurs ont recherché, non seulement la stabilité statique, mais la puissance de résistance à des chocs imprévus reçus par le patient atteint d'une affection labyrinthique

1. Von Stein, Alexander, Vedasi, Luzzatti. (*Archiv. ital. di otol.*, ecc. v. VI, p. 383.)

(Krotoschiner). Ces expériences n'ont pas donné de résultats intéressants.

3. ORIENTATION DYNAMIQUE. — La recherche comprendra ici l'étude de la marche, du saut, les yeux ouverts et les yeux fermés ou bandés.

Quand il existe des troubles d'orientation, le patient présente toujours une tendance à marcher les jambes écartées comme un canard, et à tomber d'un côté ou de l'autre. S'il existe une lésion labyrinthique unilatérale, le malade présente une marche titubante et dévie souvent de la ligne droite vers le côté malade, surtout lorsque la lésion porte, ce qui est le cas le plus fréquent du reste, sur le canal semi-circulaire externe. Une altération localisée à un des autres canaux peut, en effet, modifier singulièrement la direction et la forme de la chute. Nous considérons ce fait comme ayant une importance capitale, d'abord pour attribuer au labyrinthe le trouble de l'équilibre observé, et même pour localiser la lésion dans un point de cet organe lui-même.

Gradenigo propose, pour mieux apprécier ce trouble, de placer à 6, 8 mètres du patient un objet quelconque et de l'inviter, les yeux ouverts, à en bien observer la position puis, les yeux fermés, à se diriger vers lui pour le frapper du pied. Naturellement, on devra éviter au malade pendant l'examen un choc, ou une rencontre avec un objet voisin, il sera également prudent de l'accompagner pour lui éviter une chute.

Von Stein fait marcher ses malades :

1°, 2° En avant, en arrière;

3°, 4° En avant et en arrière sur la pointe des pieds;

5°, 6° Sauter les pieds joints en avant et en arrière;

7°, 8° En avant et en arrière en sautant alternativement sur la pointe de chacun des deux pieds;

9°, 10° Sauter en avant et en arrière sur la plante du pied droit;

11°, 12° Sauter en avant et en arrière sur la plante du pied gauche.

13°, 14° Sauter les pieds joints latéralement à droite et à gauche.

15°, 16° De même avec la pointe des pieds;

17°, 18°, 19° et 20° Sauter en avant et en arrière sur la pointe du pied droit et du pied gauche.

L'auteur russe fait, en outre, tourner ses malades, en sautant tantôt sur la droite, tantôt sur la gauche. Ces expériences doivent être faites les yeux ouverts, le regard étant dirigé en l'air, ou mieux les yeux fermés.

Von Stein, en faisant marcher ses malades sur des feuilles noircies à l'aide de noir de fumée, a obtenu une série d'empreintes (ichnogrammes) et, de cette étude, a voulu tirer des ichnogrammes caractéristiques des labyrinthites, dont il reconnaît deux types principaux [1].

L'un de nous a même eu l'idée de faire cinématographier la démarche des labyrinthiques, de manière à rendre plus visibles et plus démonstratifs les troubles qu'ils présentent habituellement [2].

Dans les cas récents, les troubles de l'orientation statique, ou dynamique d'origine vestibulaire, ne sont pas justiciables de ces nombreuses expériences, car étant la conséquence d'une irritation excessive et exagérée de la fonction vestibulaire, accompagnée d'un déficit partiel ou plus ou moins total d'un ou des deux appareils vestibulaires, l'excitation est généralement si considérable qu'il existe un état vertigineux presque constant, même les yeux étant ouverts. C'est seulement une fois l'irritation périphérique du début calmée, alors que la lésion est bien localisée et par conséquent bien établie que l'on peut et qu'il faut faire subir au malade les épreuves statistiques que nous venons d'exposer. Le résultat

1. Von Stein, Congrès de Bordeaux, 1904 (Centralbl. f. Ohrenheilk., 1905, v. III, n° 12; Krotoschiner, Zeits. f. Ohrenheilk., v. XXXI, p. 395)
2. Moure, Congrès de Bordeaux, 1904.

pourra être essentiellement variable suivant la période à laquelle se fera cet examen. Si par exemple nous prenons un Méniérique à un moment rapproché de sa crise, l'épreuve sera plus concluante que s'il est depuis quelque temps déjà en période de calme. De même si nous l'examinons peu de temps après son ictus initial, nous aurons des réactions vives et très nettes.

A une période plus avancée de la maladie, alors qu'il aura déjà rééduqué son sens de l'équilibre, les épreuves statiques de Stein ne donneront que peu ou pas de résultats, bien que l'appareil vestibulaire ait été plus ou moins affecté et annihilé par la lésion qui l'a atteint.

Ce fait est très important à noter et à retenir lorsqu'on examine un labyrinthique, de quelque nature que soit la maladie qui a affecté l'oreille interne (vestibule, canaux semi-circulaires).

B. **Épreuves portant sur les troubles de la motricité oculaire (nystagmus).** — D'après les recherches expérimentales faites sur les canaux semi-circulaires, d'après les expériences physiologiques sur la statique et la rotation citées plus haut, d'après les troubles dans la motricité oculaire (secousses nystagmiques) observés lors d'irritation ou de destruction vestibulaire, il a été établi une méthode d'examen du labyrinthe vestibulaire dont Barany (de Vienne) a fixé les termes et les conditions pathologiques. Cette étude a été reprise depuis par de nombreux auteurs de France et de l'Étranger qui, tous, ont discuté sur la pathogénie de ce trouble spécial, presque tout en étant d'accord sur les résultats pratiques qui découlaient de ces nouvelles séries d'épreuves. Citons en France les travaux de Pietri et Maupetit [1], Hautant, Lombard, Lemaître et Halphen.

Le nystagmus qui constitue le principal trouble de l'équi-

1. Fait à la clinique de la Faculté de Bordeaux (service de M. le professeur Moure).

libre statique : « est un véritable tremblement associé des globes oculaires » (Déjerine). Ce sont, comme le dit Coutela, des secousses rythmiques, régulières, indépendantes de la volonté. Le nystagmus résulte de la succession rapide de deux mouvements : le premier est lent, tandis que l'autre est une secousse rapide dans le sens opposé. On a l'habitude, pour désigner le sens du nystagmus, de prendre la direction de la secousse brusque : il y a nystagmus à droite quand les globes oculaires, par un mouvement lent, vont vers la gauche, et sont brusquement ramenés vers la droite.

I. NYSTAGMUS SPONTANÉ. — Il se rencontre au cours d'irritations labyrinthiques de nature pathologique : c'est ce nystagmus qu'on observe au début d'une labyrinthite séreuse (Alexander), ou à la suite de quelques évidements.

C'est Schwabach qui le premier a rapporté une observation de nystagmus survenu au cours d'une suppuration de l'oreille avec mastoïdite (1878).

Le nystagmus spontané n'existe pas seulement dans le cours des labyrinthites, c'est aussi le signe d'une complication endocranienne d'origine otique, telles que compression d'une circonvolution occipitale, abcès extra-duraux, et surtout abcès ou lésions du cervelet.

Le caractère du nystagmus spontané d'origine otique est d'être passager. Il s'accompagne généralement de sensations vertigineuses. Comme il n'est pas toujours évident, il est nécessaire pour le rechercher de faire regarder le malade dans des directions extrêmes, le plus souvent en abduction, soit à droite, soit à gauche, ou bien en haut. Le nystagmus spontané est le plus fréquemment horizontal, quelquefois rotatoire, rarement vertical. Son intensité varie avec les mouvements exécutés par le malade.

Bien que l'existence du nystagmus spontané indique le plus souvent une irritation labyrinthique grave, il est cependant possible de l'observer au cours d'une inflammation de l'oreille moyenne, avec ou sans exsudat. Le nystagmus, habituellement dirigé du côté sain, peut changer de côté, ou être bilatéral (Alexander). Ce symptôme disparaît ordinairement pour deux raisons : soit parce que la cause de l'excitation s'amende, soit au contraire parce qu'il se produit une aggravation annihilant l'appareil vestibulaire. Sauf exception, le nystagmus spontané ne persiste jamais très longtemps après le début de l'affection qui a occasionné son apparition. Aussi peut-on considérer comme exceptionnel le cas cité par Gradenigo, dans lequel ce trouble oculaire consécutif à un traumatisme labyrinthique, dura pendant plus de deux ans.

Si, au cours d'une affection du labyrinthe, le nystagmus d'abord horizontal tend à devenir rotatoire, ou s'il présente alternativement ces deux genres de secousse, on peut supposer que l'irritation gagne la région ampullaire voisine du canal horizontal, c'est-à-dire celle du canal vertical supérieur.

Lorsque le nystagmus survient chez des malades ayant leurs deux labyrinthes détruits par suppuration et qu'il est impossible d'admettre une irritation de ces organes, on doit penser que ce trouble fonctionnel est la conséquence d'une irritation portant sur l'extrémité ou sur le tronc du nerf vestibulaire, ou d'une lésion, d'un abcès cérébelleux. Dans ces cas, on ne peut nullement modifier le nystagmus par des irritants vestibulaires artificiels, pas plus que par rotation de la tête ou du corps, ou par compression de l'air contenu dans le conduit auditif externe, etc. (Gradenigo).

Le nystagmus spontané s'explique par un défaut d'équilibre des globes oculaires et du tonus musculaire. Si la différence est en plus ou en moins, c'est-à-dire s'il y a excitation ou diminution de la sensibilité vestibulaire, la direction du nystagmus est différente.

L'apparition du nystagmus horizontal, le plus net et aussi le plus fréquent, peut s'expliquer par un trouble dans la fonction du noyau de la VI° paire, *dont le noyau d'origine préside aux mouvements associés de latéralité des yeux* [1].

Cliniquement, on peut observer les phases suivantes du nystagmus spontané :

Premier cas. — Otite suppurée droite, irritation labyrinthique du même côté qui se manifeste par un nystagmus du côté lésé, c'est-à-dire du côté droit. Cette phase, rapide, n'est pas le plus souvent observée, plus fréquente est la suivante.

Deuxième cas. — Après la phase d'irritation précédente, vient la phase de destruction, ou tout au moins de paralysie avec prédominance du tonus musculaire du côté sain, d'où nystagmus du côté gauche, côté sain.

Troisième cas. — Plus tard, par suite de la compensation progressive du labyrinthe sain, disparition du nystagmus spontané.

Ainsi que nous l'avons écrit plus haut, le nystagmus spontané ne se rencontre pas seulement dans les maladies du labyrinthe, puisque nous savons qu'il constitue un symptôme fréquent au cours des affections du cervelet. Lorsqu'il existe, a écrit Tollemer, il est caractéristique et tout d'abord latéral, il devient ensuite de plus en plus fort lorsque le malade tourne volontairement les yeux du côté sain [2].

C'est un signe que beaucoup d'auteurs considèrent comme absolument constant dans les abcès du cervelet. Et d'après Luys, le nystagmus se rencontrerait dans 5o o/o des affections cérébelleuses.

Ce trouble s'observe aussi parfois dans les tumeurs endocraniennes et plus fréquemment chez les malades atteints de

1. « Des faits anatomo-cliniques nous pouvons conclure, d'une part, que des troubles des mouvements associés de latéralité des yeux peuvent être attribués à une lésion nucléaire de la VI° paire; d'autre part, que toute lésion nucléaire de la VI° paire donne lieu à un trouble des mouvements associés de latéralité des globes. » (*Essai sur la coordination des mouvements des yeux*, par COUTELA, thèse Paris, 1908, p. 5o.)

2. TOLLEMER, *Maladies du Cervelet*, in *Traité Bouchard-Brissaud*.

ramollissement ou d'hémorragies cérébrales. Dans ces derniers cas, il existe en même temps une déviation conjuguée
des yeux avec rotation de la tête du côté de la lésion ; en tous
les cas, le nystagmus est généralement passager, et souvent
transitoire.

Le *nystagmus vestibulaire* s'accompagne presque toujours
de troubles de l'équilibre (signe de Romberg) plus accentués
dans les affections récentes uni-latérales et dans le cours des
altérations vestibulaires aiguës bi-latérales. Ce fait constitue
même un excellent moyen de diagnostic entre le nystagmus
d'origine auriculaire ou cérébelleuse. Les troubles d'équilibre, de nature vestibulaire, s'accentuent si l'on fait lever la
tête ou si elle est mise en extension. Ils s'accompagnent
souvent d'une plus grande faiblesse musculaire[1].

Non seulement le nystagmus spontané d'origine otique
s'associe à des troubles de l'équilibre, mais ces sortes de
malades présentent, presque au complet, le cortège sympto-
matique que nous venons d'exposer dans ce travail, auquel
il faut ajouter les bourdonnements et l'allure tout à fait
spéciale de la maladie. Le nystagmus et les troubles de la
statique d'origine otique diminuent ordinairement avec le
temps ; c'est souvent le contraire que l'on observe chez les
cérébelleux. Les formes cliniques du vertige labyrinthique
ne ressemblent pas non plus à la déséquilibration toute
particulière qui caractérise les lésions du cervelet.

Parmi les troubles de l'équilibre, consécutifs à des altérations des canaux semi-circulaires, nous citerons les observations intéressantes faites par James[2] sur l'impossibilité
presque absolue pour les sourds-muets de nager.

---

1. André Thomas a rapporté une observation avec autopsie d'une tumeur
du mésencéphale où il y avait une compression du nerf vestibulaire, le
nystagmus s'accompagnait de troubles de l'équilibre : c'est ainsi que le
malade n'avait pas la sensation de tourner du côté malade, tandis qu'il
avait cette sensation en tournant du côté sain ; dans la marche, il déviait
du côté malade (Soc. de biol., 1902).

2. JAMES, The sense of dizziness in deaf-mutes (*Amer. Journ. otol.*, 1882).

Thomas a observé le même phénomène chez des chiens auxquels il avait enlevé leurs deux nerfs vestibulaires. Ces animaux étaient dans l'impossibilité de se tenir dans l'eau, ils tournaient sur eux-mêmes et se seraient noyés si on ne les avait sauvés, tandis que d'autres chiens, privés seulement de leur cervelet mais ayant un appareil vestibulaire intact, se tenaient bien dans l'eau et pouvaient même nager [1].

II. NYSTAGMUS RYTHMIQUE PROVOQUÉ. — Les recherches anatomo-pathologiques et cliniques ayant prouvé la part considérable que prenait l'appareil vestibulaire à la coordination des mouvements oculaires, Barany (de Vienne) eut l'idée de provoquer systématiquement l'apparition du nystagmus et d'en étudier les diverses modalités. De ses recherches est née une nouvelle et intéressante méthode pour déterminer la sensibilité de la portion vestibulaire du labyrinthe.

Comme nous avons déjà eu l'occasion de le dire, cette étude de la valeur clinique du nystagmus rythmique provoqué, exposée d'abord par Barany, a été, tout d'abord, reprise en France par M. Pietri (travail de la clinique du professeur Moure), par Lombard et Halphen, puis, ensuite, complétée par MM. Hautant et, à nouveau, Pietri et Maupetit (de Bordeaux), et MM. Lemaître et Halphen (de Paris).

Cette intéressante question est actuellement assez au point pour que nous puissions lui attribuer une valeur réelle dans l'examen fonctionnel du labyrinthe.

Étudions d'abord la production du phénomène lui-même :

1. *Arc réflexe.* — Si nous nous reportons à ce que nous avons déjà dit en exposant les connexions de l'oreille interne avec les centres bulbaires et cérébelleux, nous comprendrons aisément que la voie centripète est représentée par les ramifications du nerf vestibulaire lui-même, tandis que le centre de réflexion est formé principalement par le

---

1. THOMAS, *Revue internationale de rhinologie*, 1899 ; *Le Cervelet*, 1789.

noyau de Deiters, qui est en rapport avec les autres centres bulbaires : l'anatomie nous donne ainsi l'explication des nausées, des vertiges ou, tout au moins, des phénomènes de pâleur et de sueurs qui s'observent en même temps qu'apparaît le nystagmus.

Si nous considérons le schéma emprunté à M. André Thomas, reproduit plus haut, nous voyons que du noyau de Deiters partent des fibres allant au noyau de la sixième paire du même côté, et d'autres fibres se rendant à la troisième paire du côté opposé par l'intermédiaire du faisceau longitudinal postérieur.

Ces différentes distributions gênent, du reste, l'exposé de certaines théories du nystagmus vestibulaire expérimental que nous n'envisagerons pas pour le moment.

2. *Modes de production du réflexe nystagmique.* — Les excitants employés sont :

1° *Le mouvement*, de préférence, le mouvement de rotation passive : c'est l'excitant physiologique ;

2° *La chaleur* ou *le froid,* qui agissent probablement en occasionnant des variations de densité entre les différentes couches de l'endolymphe, ou bien encore des variations de pression consécutives à des troubles vaso-moteurs, de constriction ou de dilatation ;

3° *L'électricité,* sous forme de courants galvaniques.

Dans ce cas, le nystagmus n'est qu'une manifestation secondaire survenant au cours du vertige voltaïque.

4° *La compression directe :* telle la pression exercée au moyen d'un stylet sur le canal semi-circulaire membraneux mis à nu par le fait d'une suppuration ; ou bien encore la compression ou la décompression de l'air du conduit auditif et de la caisse à l'aide d'une poire à air, lorsque le tympan est détruit, ou tout au moins largement perforé et qu'il existe une fistule sur la paroi labyrinthique.

5° Peut-être serait-il possible encore de provoquer le nystagmus en instillant une solution de cocaïne adrénalisée à travers un tympan largement perforé, mais ces expériences entreprises par l'un de nous (Cauzard) n'ayant pas jusqu'ici donné de résultats définitifs, nous ne pouvons que nous borner à les signaler comme un procédé capable de provoquer le réflexe nystagmique.

III. DU NYSTAGMUS PROPREMENT DIT. — Pour observer le réflexe, il suffit d'examiner la situation des globes oculaires d'abord, à l'état de repos, puis au cours ou à la fin d'une des expériences que nous venons d'indiquer. On voit les yeux animés de mouvements variés, et selon que les réactions de l'un ou l'autre des canaux semi-circulaires prédominent [1], on distingue :

1° Le nystagmus horizontal, les globes allant à droite ou à gauche, ou réciproquement (excitation du canal semi-circulaire horizontal);

2° Le nystagmus circulaire ou rotatoire, dont le sens est indiqué par le déplacement du pôle supérieur de la cornée ;

3° Le nystagmus oblique ou diagonal ;

4° Le nystagmus vertical.

De ces quatre modalités du nystagmus, une seule est bien nettement sous la dépendance d'un seul canal, c'est le nystagmus horizontal; les autres traduisent l'état de deux ou de plusieurs canaux, c'est ainsi qu'on peut dire que le nystagmus rotatoire est dû à la réaction du système vertical.

Si l'on considère la direction du nystagmus d'après les mouvements des yeux, de même qu'on reconnaît des mouvements simples (et cliniquement des paralysies simples), c'est-à-dire dans le sens horizontal et dans le sens-oblique, et des mouvements complexes, c'est-à-dire dans le sens vertical et dans le sens rotatoire, de même il serait plus juste

---

1. Loi de Flourens : l'excitation de chaque canal semi-circulaire produit un mouvement des yeux dans son plan. On doit se rappeler, d'autre part, que les plans des canaux verticaux forment environ un angle de 45 degrés avec le plan sagittal, antéro-postérieur du crâne.

de reconnaître des nystagmus simples (horizontal et oblique) et des nystagmus complexes (rotatoire et vertical).

Le nystagmus le plus fréquemment observé est le nystagmus horizontal :

1° Parce que le mouvement de rotation autour de l'axe du corps intéresse surtout le canal horizontal ;

2° Parce que, dans les réactions thermiques, c'est l'ampoule du canal horizontal qui est la plus proche de la paroi labyrinthique, tandis que celle du canal vertical supérieur est moins en rapport avec la caisse, et que l'ampoule du canal vertical postérieur se trouve à la partie la plus interne du vestibule ;

3° Parce que les mouvements de latéralité des yeux sont nettement sous la dépendance de la sixième paire qui est intimement reliée au noyau de Deiters, relai du nerf vestibulaire.

Si l'on étudie le nystagmus horizontal, on peut, avec Alexander, en décrire trois variétés basées sur son degré d'intensité :

1° Le nystagmus est *violent* et atteint son maximum : il s'observe dans la position extrême du regard vers le côté opposé au nystagmus. Exemple : le malade présente un nystagmus dirigé à droite qui s'observe encore dans la position opposée du globe oculaire, c'est-à-dire dans l'abduction gauche ;

2° Le nystagmus moyen s'observe dans la vue droite à l'infini ;

3° Faible, il est seulement visible dans la position extrême du regard vers le côté du nystagmus. Pour reconnaître ce dernier, ou le mettre en évidence, on fait fixer au sujet l'index de manière à placer son œil en abduction du côté où se produit le nystagmus supposé.

Pour déceler certains nystagmus légers, on doit éviter de laisser faire au malade des mouvements de convergence : pour obtenir ce résultat, on emploiera le procédé fort simple conseillé par Barany, qui consiste à placer devant les yeux du sujet à examiner une paire de lunettes, du genre des grandes conserves, dont les verres seront dépolis, mais assez transparents toutefois pour laisser voir au travers les mouvements de la pupille.

L'observateur peut du reste, si les verres sont trop opaques, regarder par-dessus les lunettes. Quelquefois il est bon de découvrir le globe oculaire en relevant la paupière pour mieux voir les déplacements qu'il subit.

D'après MM. Pietri et Maupetit[1], on peut considérer au nystagmus rythmique provoqué trois qualités fondamentales :

1° La force ou intensité des secousses dont nous venons de parler ;

2° Leur rapidité ;

3° Leur durée.

Malheureusement nous ne pouvons trouver aucun moyen pour mesurer les deux premières, seul l'expérimentateur entraîné pourra les apprécier, en comparant leur valeur à celle qu'il sera habitué à observer dans les cas normaux ou prétendus tels.

Il n'est pas possible, en effet, d'évaluer en millimètres le chemin parcouru par le globe oculaire, pas plus que de compter le nombre des secousses en un temps donné, bien que De Cyon nous dise en avoir compté de 20 à 250 à la minute.

De plus, il faut savoir que la force des secousses n'est pas toujours la même pendant la durée du nystagmus ; mais, qu'elle va en diminuant progressivement depuis le moment de son apparition jusqu'à son extinction. Il n'en est pas de même de la rapidité qui semble, elle, ne pas varier.

Pour mesurer la durée, l'expérimentateur devra mettre son chronomètre en mouvement au moment précis où, dans l'épreuve rotatoire, il arrêtera la rotation et où, dans

1. Pietri et Maupetit proposent d'appeler rotation positive (+) celle qui est conforme aux aiguilles d'une montre (de gauche à droite) et rotation négative (—) celle de sens contraire (de droite à gauche).

les épreuves caloriques, il fera cesser l'irrigation ou bien encore quand apparaîtront les secousses nystagmiques.

Nous allons maintenant exposer les divers procédés à l'aide desquels nous avons la possibilité de provoquer l'apparition du nystagmus.

A. **Réflexe rotatoire**. — Si on soumet un malade à un mouvement de rotation dans un plan horizontal, soit par

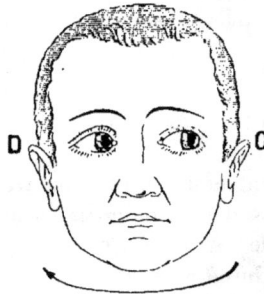

FIG. 17.

Nystagmus provoqué dirigé à Gauche. Rotation positive : +

Le sujet a tourné de Gauche à Droite, c'est-à-dire dans le sens des aiguilles d'une montre.

exemple de gauche à droite par rapport au malade, c'est-à-dire dans le sens des aiguilles d'une montre, et qu'après un certain temps ce mouvement de rotation soit brusquement arrêté, *l'irritation des canaux semi-circulaires horizontaux* se traduit par un *nystagmus horizontal* gauche, c'est-à-dire *dans une direction opposée à celle du mouvement de rotation*. C'est le nystagmus après rotation (post-nystagmus de Barany); cette réaction serait sous la dépendance du vestibule gauche.

Pratiquement, l'expérience se passe de la manière suivante : le malade est assis sur un fauteuil tournant toujours dans le même plan horizontal. Après s'être assuré tout d'abord que le malade n'a pas de nystagmus spontané en portant ses

globes oculaires en position extrême, on lui applique des
lunettes opaques ; puis on commence à le faire tourner dix fois
autour de son axe en vingt secondes (deux secondes par tour).
Au dixième tour le malade est arrêté brusquement et l'opé-
rateur constate les caractères du nystagmus, c'est-à-dire
l'amplitude des secousses, leur durée [1] et leur direction.

Il faut aussi noter, à l'arrêt, la propulsion passive subie
par le malade et la sensation vertigineuse accusée.

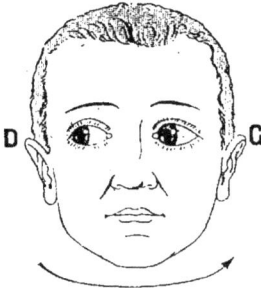

FIG. 18.

Nystagmus provoqué dirigé à Droite. Rotation négative : —
Le sujet a tourné de Droite à Gauche, c'est-à-dire dans le sens contraire
des aiguilles d'une montre.

Normalement, le nystagmus, après une rotation de dix
tours en vingt secondes, est intense, il varie de vingt-cinq à
trente-cinq secondes.

Au-dessous d'une durée de vingt secondes, Barany considère la réaction nystagmique comme anormale. Il existe,
d'autre part, des durées plus grandes qui sont dues à une
hyperexcitabilité du labyrinthe (neurasthéniques, hypertendus...) ou du noyau de Deiters dans le cas d'affection
bulbaire ou cérébelleuse, mais ces faits sont encore à vérifier.

1. Il est indispensable pour faire cette expérience d'avoir un chronomètre enregistreur dont l'aiguille part au moment précis de l'arrêt du
fauteuil.

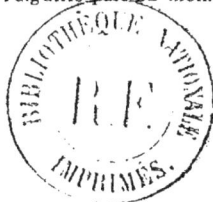

7

Pour avoir un renseignement précis sur un labyrinthe étudié, il est nécessaire de faire l'expérience en sens inverse : le mouvement de rotation étant exécuté dans le sens contraire à celui par lequel on a débuté. Le nystagmus ainsi provoqué sera constaté de la même manière que la première fois. De la comparaison des résultats obtenus, on déduira facilement une conclusion, indiquant que les labyrinthes sont également excitables, que l'un d'eux réagit plus ou moins que son congénère[1].

Les expérimentateurs ont pensé qu'en modifiant la position de la tête du sujet en observation, on pourrait examiner successivement les canaux semi-circulaires verticaux par l'épreuve rotatoire[2].

Pour soumettre un canal horizontal ou mieux le système horizontal à l'excitation rotatoire, il suffit de faire tourner le sujet sur un plan horizontal et le système vertical est soustrait à cette influence excitatrice parce qu'il est perpendiculaire au plan de rotation. Pour soustraire à cette influence le système horizontal, il faut modifier sa situation de telle façon que le plan de rotation et le plan du système horizontal soient perpendiculaires. Théoriquement, pour cela, on peut mettre la tête en inclinaison latérale à 90 degrés, ou plus facilement la situer soit penchée en avant à 90 degrés, soit rejetée en arrière à 90 degrés[3]. De cette façon on obtient un nystagmus rotatoire qui traduit l'excitation de l'ensemble du système vertical, et non pas d'un des canaux verticaux. Nous avons vu en effet que les canaux verticaux ne sont pas

1. Pour certains, le labyrinthe gauche serait moins excitable que le droit. Nous n'avons pas remarqué personnellement cette différence. Ce qui est vrai, c'est la diminution de la réaction nystagmique due au côté sain, quand le labyrinthe non interrogé est à peu près ou complètement aboli ; il y aurait comme une atteinte au pouvoir de réaction bi-vestibulaire.

2. Nous n'oublierons pas que les canaux verticaux sont toujours inclinés à 45° sur le plan antéro-postérieur.

3. Hautant a observé une réaction nystagmique rotatoire, après rotation avec la tête ainsi penchée en avant, alors qu'il n'avait obtenu aucune secousse après rotation la tête droite. (Communication orale.)

parallèles au plan sagittal, mais forment avec lui un angle
dièdre de 45 degrés ; d'autre part, qu'ils sont respectivement
perpendiculaires entre eux, et que le canal antérieur gauche
et le canal postérieur droit appartiennent à un même plan.
C'est ce que Lombard exprime ainsi : *un système de canaux
verticaux contenus dans un même plan comporte deux canaux
hétérologues et non deux canaux homologues* (voir *fig. 8*).

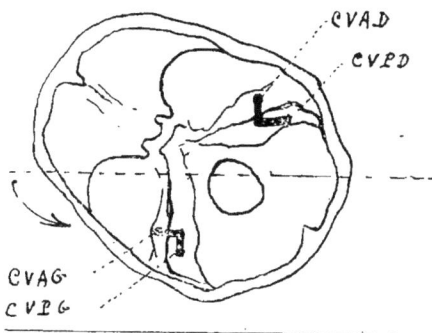

FIG. 19 (d'après LOMBARD).
La tête est tournée à 45°, à gauche, dans l'attitude en arrière à 90° sur la
table de rotation. La flèche indique le sens de la rotation pour l'excitation
maxima de C. V. A. G. (rotation négative).

Aller plus loin dans l'analyse, chercher à dissocier les
réactions des canaux devient très difficile, et nous ne pouvons que mentionner l'étude fort intéressante mais théorique
de Lombard, et qui ne repose pas sur des faits cliniques.
Lombard cherche, par exemple, à rendre parallèle au plan
de rotation le canal vertical antérieur gauche et son hétéro-
logue le canal vertical postérieur droit. Dans la *figure 19*, la
tête est ainsi placée en arrière à 90 degrés et tournée à
45 degrés à gauche; si l'on fait exécuter un mouvement de
rotation dans le sens contraire des aiguilles d'une montre,
sens négatif, on obtiendra l'excitation du canal vertical
antérieur gauche. Le nystagmus observé ne sera plus

rotatoire par conséquent, il sera parallèle au plan des canaux « vertical antérieur gauche » et « vertical postérieur droit », c'est-à-dire'au plan qui est à 45 degrés du plan sagittal et frontal, au plan *diagonal* [1].

B. Nystagmus d'origine thermique. — Si on fait passer un courant froid, soit d'eau, soit d'air, dans le conduit auditif (action frigorique), ou bien un courant chaud (action calorique), on obtient une réaction nystagmique différente.

I. *Épreuve frigorique.* — On fait généralement usage d'eau ayant une température entre 15 et 25°; il est préférable d'employer d'abord l'eau à 25° pour tâter la susceptibilité du malade, car il n'est pas rare, si l'eau est trop froide, de voir survenir des réactions très violentes : telles que vertiges, chute, vomissements. Avant de faire circuler le courant d'eau il faut examiner l'état de l'oreille externe et de la caisse; ceci fait, on introduit dans le conduit une canule de Hartmann, ou autre, afin d'éviter tout traumatisme tympanique. La durée de l'injection sera de trente à soixante secondes; elle devra être d'autant moins longue que le degré de l'eau sera plus bas. Pendant que le liquide circule, le malade, ayant la tête droite et dirigeant son regard du côté opposé au labyrinthe interrogé, on voit se produire des secousses nystagmiques variables dans leur forme, leur intensité et leur durée suivant l'état d'excitabilité de la région vestibulaire examinée.

---

1. L'épreuve de rotation faite tête penchée en avant a un intérêt clinique. En effet, dans deux cas d'otorrhée chronique avec vertige, Hautant n'a vu survenir aucune secousse nystagmique après rotation tête droite, alors que l'épreuve tête penchée en avant provoquait une réaction nystagmique normale : la première épreuve, pratiquée seule, aurait fait croire à une abolition fonctionnelle totale, alors qu'il ne s'agissait que d'altération de la réaction sur deux vestibules malades, mais encore excitables comme le prouvait d'ailleurs le résultat positif de l'épreuve calorique. Inversement, chez des vertigineux scléreux, Barany a souvent noté un nystagmus horizontal normal, alors que le nystagmus rotatoire avait sa durée augmentée et l'emportait souvent même sur le nystagmus horizontal.

Prenons l'oreille gauche, faisons passer pendant trente
secondes de l'eau à 25°, l'irritation du labyrinthe sera traduite par un nystagmus rotatoire. Ce nystagmus rotatoire
s'accompagnera d'une déviation à droite des globes oculaires,
ou d'un nystagmus horizontal à droite. A l'irrigation froide,
en pratique, doit répondre un nystagmus rotatoire ; il est
cependant fréquent de constater l'existence d'un nystagmus
horizontal accompagné de légères oscillations rotatoires [1].

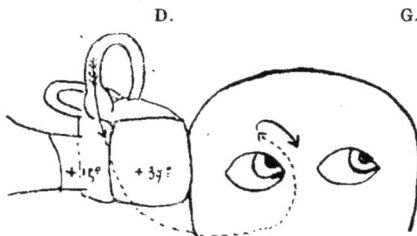

Fig. 20.

Nystamus provoqué par l'eau froide
(d'après HAUTANT, *Ann. des mal. de l'oreille*, sept. 1908).

·····→ Direction de la contraction lente.
——→ Direction de la secousse brusque, dite de réaction.

La tête est en situation verticale. Le canal vertical antérieur forme le
sommet de l'appareil vestibulaire : nystagmus rotatoire gauche, du côté
opposé à l'oreille excitée. Le canal horizontal peut subir une influence excitatrice, son ampoule est très proche de la caisse et voisine de celle du canal
vertical : aussi peut-on observer des secousses horizontales et dirigées à
Gauche.

II. *Épreuve calorique.* — L'emploi d'eau chaude ou d'air
chaud provoquera des réactions qui se traduiront dans des
directions tout à fait opposées à celles de l'eau froide. Le
nystagmus horizontal sera dirigé du côté du labyrinthe
interrogé ; le nystagmus rotatoire, dans l'exemple précédent,
se ferait dans le sens des aiguilles d'une montre.

1. Avec Lombard, nous ferons remarquer que, en présence d'oscillations
rotatoires et horizontales, ces dernières persistent plus longtemps, aussi
bien dans l'épreuve giratoire (LOMBARD, *Progrès médical*, 20 février, 1909)
que dans l'épreuve thermique (CAUZARD).

L'épreuve calorique est moins fréquemment employée
parce qu'elle donne plus difficilement des résultats appréciables, la température devant dépasser 40° pour obtenir une
réaction nette. Or, l'oreille supporte mal une température
au-dessus de 45°.

Le nystagmus sera, soit horizontal, soit rotatoire.

Toutefois nous devons faire remarquer que si l'épreuve
thermique permet de modifier le tonus d'un labyrinthe,
il paraît difficile d'admettre qu'on puisse impressionner un
seul des canaux semi-circulaires.

Pour expliquer la réaction thermique Barany a proposé une
théorie originale qui a été du reste acceptée par Hautant.
Elle est basée sur le fait suivant : l'eau froide est d'une
densité supérieure à l'eau chaude ; le vestibule et les canaux
forment un ensemble dans lequel on peut voir une partie inférieure : le vestibule et une supérieure dominante : les canaux,
et principalement le canal vertical supérieur et frontal.

En refroidissant l'oreille, on refroidit du même coup le labyrinthe, et on provoque un mouvement du liquide de haut en
bas, de telle sorte que le canal vertical supérieur et frontal
ressent plus particulièrement l'impression du courant qui
s'établit de l'arc vers l'ampoule, d'où résulte le phénomène
irritatif.

Ainsi s'expliquerait le nystagmus rotatoire consécutif à
l'irritation frigorique.

CONSIDÉRATIONS SUR LES ÉPREUVES THERMIQUES. EXAMEN DU
CANAL HORIZONTAL. — Pour faire un examen précis du canal
horizontal avec l'injection d'eau froide, par exemple, Hautant
conseille de donner au canal horizontal une direction verticale en inclinant la tête de 90 degrés : 1° sur l'épaule opposée
ou 2° en arrière, et légèrement à gauche, pour l'exploration
du gauche ; en arrière et légèrement à droite, pour le canal
horizontal droit.

Dans la première position, le canal horizontal est le point

culminant du système vestibulaire, et le courant endolymphatique se ferait de l'arc vers l'ampoule et vers le
vestibule.

Dans la deuxième position, le canal horizontal, devenu
toujours vertical, présente sa concavité dirigée en haut et
forme le point le plus bas de l'appareil vestibulaire. Si l'on
admet toujours que le courant endolymphatique obéit aux
lois de la pesanteur, il s'établira non plus de l'ampoule vers
le vestibule, mais du vestibule vers l'ampoule.

Le nystagmus, dans le premier cas, sera *horizontal;* par
rapport à l'axe de la tête, c'est-à-dire dans le plan du canal
excité : il sera dirigé vers le vestibule *interrogé,* soit en sens
inverse du courant endolymphatique.

Dans le deuxième cas, le nystagmus toujours horizontal
change de direction, le courant endolymphatique ayant changé
de sens : il est donc dirigé vers *le labyrinthe non examiné.*

Exemple : L'injection d'eau froide dans l'oreille gauche, la
tête penchée à 90 degrés en arrière, provoque un nystagmus
horizontal droit; si la tête est inclinée sur l'épaule droite,
il se produit alors un nystagmus horizontal à gauche.

Cette expérience semble ne pas s'accorder avec cette règle
générale qu'à l'excitation par l'eau froide d'un vestibule
droit normal répond un nystagmus à gauche. Mais cette
divergence s'expliquerait par la loi d'Ewald : « *L'excitation
ampullaire transmise aux noyaux oculo-moteurs provoque un
nystagmus dont la direction est opposée à celle du courant
endolymphatique qui lui a donné naissance.* »

Au lieu de faire l'injection froide, après avoir incliné la
tête dans la position voulue, on peut, comme le conseille
Hautant[1], provoquer d'abord l'irritation vestibulaire en
situation droite, constater le nystagmus normal, puis pen-

1. Hautant a ainsi présenté à la Société d'otologie de Paris un malade
dont un labyrinthe avait été détruit par trépanation : l'excitation du
labyrinthe sain par l'eau froide a déterminé des nystagmus de différentes
directions selon les différentes positions de la tête.

cher la tête, soit sur l'épaule, soit en arrière et, après une
attente de quelques secondes, rechercher le nystagmus ainsi
provoqué. On voit alors la forme rotatoire, par exemple, se
changer en un nystagmus horizontal [1].

Si l'on fait varier la situation des canaux de 180 degrés
au lieu de 90 degrés, on peut obtenir des mouvements entiè-

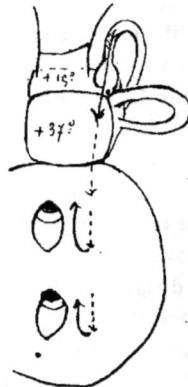

FIG. 21 (d'après HAUTANT).
Nystagmus provoqué par l'eau froide.

La tête est inclinée sur l'épaule gauche; le canal horizontal droit est devenu
vertical; le nystagmus est horizontal (plan du canal excité) et dirigé vers
l'oreille excitée, c'est-à-dire à droite.

rement opposés qui s'expliqueraient par le changement
complet qui se fait dans le sens du courant endolymphatique. On peut ainsi mettre le sujet la tête en bas, irriguer
à l'eau froide le labyrinthe droit et constater un nystagmus
à droite; tandis que remis dans sa position normale, verticale, tête droite, le sujet présentera un nystagmus gauche
(observations faites par Hautant et Cauzard). Un même labyrinthe avec la même excitation peut donc donner un nystagmus dans deux directions opposées.

1. Dans toutes les recherches faites à la Faculté de Bordeaux nous
n'avons jamais pu vérifier l'exactitude de cette assertion (MOURE).

Remarques sur le nystagmus provoqué. — Afin de ne pas embrouiller cette importante question du nystagmus provoqué, nous nous sommes bornés à rapporter, sans les discuter et les procédés employés pour provoquer ce symptôme et les théories émises par les divers auteurs pour expliquer ce phénomène intéressant.

Ce n'est pas que nous acceptions toutes ces théories, car beaucoup d'entre elles ne sauraient nous satisfaire; c'est ainsi que nous concevons mal en particulier la réfrigération ou la calorification de l'endolymphe par une injection froide ou chaude faite dans le conduit auditif. Nous comprenons aussi. très difficilement la mise en mouvement du liquide laby-rinthique par la rotation du malade.

Déjà MM. Pietri et Maupetit, dans leurs travaux sur ce sujet, ont réfuté cette manière de voir, sans fournir eux-mêmes une explication satisfaisante de l'apparition du symptôme nystagmique [1].

[1]. L'apparition d'un nystagmus rotatoire gauche dans les conditions indiquées par Pietri est constante, mais nullement opposée aux expériences d'Ewald dont elle est au contraire la confirmation. Pietri et Maupetit ont fait en réalité une erreur dans le sens attribué au courant endolymphatique.

« Pour attribuer un sens au courant endolymphatique, avaient-ils justement écrit, il faut toujours considérer le sujet comme s'il était vu de face et tête verticale. »

Mais ils n'ont pas appliqué cette remarque à l'épreuve de rotation tête penchée en avant, sans quoi ils auraient observé que le courant endolymphatique par rotation + se déplace alors, par exemple dans le canal gauche, de l'ampoule vers l'extrémité lisse. Ce déplacement du liquide, sur un sujet vu de face et tête verticale, donne un courant dans le sens opposé aux aiguilles d'une montre; et sa projection sur l'œil gauche se fait de l'angle externe de l'œil vers l'extrémité supérieure du diamètre vertical du globe. Le nystagmus va se produire en direction contraire : sur l'œil gauche il se fera en sens inverse, de l'extrémité supérieure du diamètre vertical du globe oculaire vers l'angle externe de l'œil, ce qui correspond bien à un nystagmus rotatoire gauche. Théorie et fait d'expérience sont donc concordants (Hautant, communication orale). Pietri et Maupetit n'ont également pas tenu compte des expériences d'Ewald qui montrent que : dans le canal horizontal, l'excitation maxima a lieu quand le liquide se déplace du sommet de l'arc vers l'ampoule, alors qu'au contraire dans les canaux verticaux l'excitation maxima a lieu quand le liquide se meut en sens inverse de l'ampoule vers le sommet de l'arc (Cauzard).

Nous serions cependant portés à penser avec l'Ecole de Bordeaux que la calorification et la réfrigération de l'oreille agissent en produisant des phénomènes de vaso-constriction et de vaso-dilatation, à point de départ au niveau du conduit auditif (Moure). Nous savons, en effet, par l'anatomie, les nombreuses communications vasculaires qui existent entre cette région de l'oreille externe et l'organe vestibulaire.

MM. Lombard et Halphen avaient, du reste, pensé eux aussi expliquer ce phénomène de la même manière, mais ils renoncèrent à cette hypothèse à cause des importantes modifications du nystagmus lorsque le sujet incline la tête soit à droite, à gauche, ou en avant.

Cependant, dans les expériences assez nombreuses qui ont été faites à la Clinique de la Faculté de Bordeaux (il a été examiné plus de six cents vestibules) nous avons toujours vu se produire le nystagmus à gauche lorsqu'on faisait à droite une injection froide, et du nystagmus droit si on injectait de l'eau chaude.

D'autre part les symptômes d'irritabilité vestibulaire provoqués par la rotation par le froid ou le chaud, peuvent, dans quelques cas, ne pas être le seul résultat d'une irritation labyrinthique. Nous savons en effet que le vestibule est relié aux centres nerveux et principalement au cervelet par le noyau de Deiters; ainsi, l'irritation de ce dernier par une lésion cérébelleuse permettra d'expliquer un réflexe nystagmique très intense, sans que l'irritation anormale fût de nature labyrinthique.

C'est ainsi que dans un cas d'abcès du cervelet on a observé des réactions de nystagmus provoqué, très exagérées (communication orale d'Hautant[1]); et nous-mêmes (Moure) avons pu constater le fait chez un de nos malades mort à

1. Nous rapprocherons de ce fait l'observation citée par M. Étienne au Congrès de Genève-Lausanne, août 1907, dans laquelle il s'agissait d'un tabétique qui présentait un nystagmus très prononcé « lorsque, ses paupières étant abaissées, un bruit un peu intense venait déterminer une impression auditive. (Thèse COUTELA, p. 115.)

l'hôpital des suites d'un abcès du cervelet, dont le diagnostic fait pendant la vie fut vérifié à l'autopsie.

Barany[1] pense que l'étude du nystagmus provoqué doit faciliter le diagnostic des abcès cérébelleux, des tumeurs du cervelet et du nerf accoustique. Soit un otorrhéique, soupçonné d'un abcès du cervelet, sans fièvre, complètement sourd ; il n'y a pas de nystagmus provoqué par l'eau froide ; si l'on observe un *nystagmus spontané* (horizontal) intense, *du côté malade,* on peut affirmer l'existence d'un abcès cérébelleux ; l'absence de fièvre écarte l'idée de méningite, et le nystagmus spontané indique une lésion cérébelleuse.

Soit un malade avec une surdité totale et un tympan normal, il n'y a pas de réaction calorique, mais il existe un nystagmus spontané horizontal, du côté malade ; on devra penser à une tumeur cérébrale siégeant sur le nerf acoustique, avant même que le malade présente de la paralysie du facial, du trijumeau ou de la névrite optique.

De même, l'abolition du réflexe vestibulaire, à elle seule, ne saurait permettre d'affirmer que la lésion occupe cette partie de l'oreille interne, étant donné qu'une altération siégeant sur le trajet du nerf vestibulaire, ou au niveau du noyau de Deiters peut produire le même résultat.

D'autre part, la disparition de la réaction nystagmique n'est pas toujours l'indice d'une destruction définitive de cet organe, car le vestibule peut être passagèrement parésié ou paralysé. C'est seulement la persistance de cette mort fonctionnelle du vestibule qui pourra permettre de conclure à une destruction complète et définitive de cet organe.

Pour essayer de schématiser cette question du nystagmus provoqué, nous reproduisons ci-après, en trois tableaux, les types principaux du réflexe nystagmique ; le tableau A concerne l'examen d'un sujet normal.

1. *Annales of oto-rhino-laryngology of Saint-Louis,* décembre 1907, et *Archives internationales de laryngologie,* juillet 1908.

TABLEAU A.

Abréviations :	Nystagmus spontané	Signe de la fistule compression + Décompression —	NYSTAGMUS PROVOQUÉ			
			ÉPREUVE ROTATOIRE tête droite (canal horizontal) 10 tours en 20 secondes		ÉPREUVE THERMIQUE tête droite (canal vertical supérieur) canal horizontal Eau froide 15° 25° — Eau chaude 38° 48° pendant 60 secondes	
	N. S.	S. F.	R. +	R. —	θ : 25° ; 60'	θ : 40° ; 60'
Oreille normale	o	o	N.H.G. : 25'	N.H.D. : 25'	θ : 25° : 60' N.R.+ : 30' N.H.{ G. : 70' / D. }	θ : 40° : 60' N.R.+ : 35' N.H.{ G. 45' / D. }
Or. droite saine	↖	o		N.H.D. : 20'	N. R. : 45' N.H.G. : 65'	N. R. = 20' N.H.D. = 25'
Or. gauche abolie récemment		o	N.H. G. : 5'		N. R. : o N. H. : o	N. R. = o N. H. = o

Dans l'épreuve de la fistule et de la rotation, comme dans l'épreuve dite thermique, il est bon de noter la forme et la direction du nystagmus :

Nystagmus horizontal à droite = N. H. D. :

N — — à gauche = N. H. G. :

N — rotatoire positif (sens des aiguilles d'une montre) N. R. + :

N — — négatif (sens contraire des aiguilles) N. R. — :

et à la suite, la durée du nystagmus observé.

Dans les cas rares où l'on observerait un N. oblique on le noterait :

N. O. ↗ D. en haut et à droite

N. O. ↘ G. en bas et à gauche.

Le tableau B résume les recherches nystagmiques faites sur un sujet n'ayant plus de fonction vestibulaire d'un côté.

TABLEAU B (1 vestibule anciennement détruit).

	N. S.	S. F.	R. +	R. —	θ : 25° : 60'	θ : 40° : 60'
Or. droite saine	o	o		N.H.D. : 15'	N.H.G. et N.R. } 50'	normal
Or. gauche anciennement abolie	o	o	N.H.G. : 10'		o	o

La rotation détermine un nystagmus bilatéral, c'est-à-dire même du côté détruit, par suite d'une suppléance du labyrinthe sain ; toujours en ce cas la durée est considérablement réduite par rapport à la durée normale.

Le tableau C concerne l'hyperesthésie vestibulaire.

Dans certains cas, en effet, on peut obtenir tout un tableau de réactions exagérées dans un sens ou dans l'autre, c'est-à-dire en plus ou en moins, par exemple, chez quelques

TABLEAU C (hyperesthésie vestibulaire chez une otite chronique tuberculeuse avec fistule osseuse sur la paroi labyrinthique.

	N. S.	S. F.	R. +	R. —	0 : 25° : 10″	0 : 40° : 20″
Or. droite saine		0		N.H.D. : 25″	N. H. G. : violent vertige	id.
Or. gauche fistule		N. H. et N. R.	N.H.G. : 30″ sensation vertigineuse assez violente.		N. H. : violent vertige, chute, vomissement.	id.

malades atteints de vieilles suppurations de la caisse, avec destruction plus ou moins complète du tympan et des osselets, et chez certains sujets neuro-arthritiques, ou artério-scléreux à troubles vaso-moteurs intenses.

Abolition vestibulaire double :

Le type de ce genre est le sourd-muet, chez lequel la surdité est survenue à la suite d'une affection labyrinthique aiguë, chez lequel on constate une abolition complète des fonctions vestibulaires.

Dans cette appréciation de la valeur du nystagmus provoqué il faut aussi tenir compte d'un certain nombre de facteurs importants sur lesquels MM. Pietri et Maupetit ont particulièrement appelé l'attention à la suite des expériences faites à la clinique de Bordeaux et dont voici le résumé :

D'abord, si nous prenons comme type l'adulte sain et normal, nous pouvons établir que *chez l'enfant*[1] il convient de noter que l'observation est plus délicate : le sujet, souvent indocile, se prêtant mal aux expériences. Cependant, nous avons pu constater chez lui que le nystagmus provoqué

1. MAUPETIT, *Étude clinique sur le nystagmus rythmique provoqué* (Thèse de Bordeaux, 1908, p. 28 et suivantes).

est exagéré, parfois même irrégulier. Cette augmentation est d'autant plus forte que l'enfant est à un âge moins avancé.

Chez l'enfant qui n'a pas encore marché, c'est-à-dire de un mois à un an environ, et où l'examen n'est possible qu'en vision directe, le nystagmus rythmique provoqué, après rotation, dure de 45 à 60 secondes.

Chez ceux qui ont déjà fait leurs premiers pas et dont la marche est encore titubante et mal assurée, le nystagmus, quoique moins exagéré, l'est toujours beaucoup et cela toujours en vision directe.

Plus on avance en âge, plus ces qualités des réactions oculaires observées tendent à se rapprocher de celles constatées chez l'adulte.

Ces enfants, jusqu'à l'âge de cinq ans, n'ont été soumis qu'à l'épreuve rotatoire, et comme il eût été dangereux de les placer seuls sur le fauteuil tournant, ils y ont été tenus sur les bras d'un adulte, ce qui nous a permis une comparaison facile des phénomènes provoqués chez l'un et chez l'autre.

Les méthodes caloriques provoquant chez ces jeunes enfants une grande indocilité qui nous empêchait de faire un examen sérieux, nous avons cru bon d'y renoncer.

Notons enfin que la rotation n'a jamais amené chez eux de phénomènes concomitants appréciables.

Chez les vieillards, c'est-à-dire de cinquante à soixante-dix ans, qui, eux, furent soumis à toutes les épreuves, nous avons constaté que les secousses nystagmiques étaient à la fois d'une intensité plus faible et d'une durée moindre ; la différence avec l'adulte pour cette dernière mesure étant en moyenne d'une quinzaine de secondes en vision oblique. La régularité fut sensiblement la même.

Ces différences assez notables entre ces deux âges extrêmes ne seraient-elles pas explicables par la grande sensibilité de l'appareil vestibulaire de l'enfant, qui n'a pas encore subi l'influence de l'entraînement à l'équilibration, que nous trouvons à son maximum chez le vieillard, soumis en outre depuis de longues années à toutes les causes capables d'émousser le système nerveux en général? Enfin, chez ce dernier, alors même qu'on n'y révèle aucune lésion labyrinthique, on peut songer à des lésions de sclérose qui, dépassant lentement l'oreille moyenne, se répercutent sur l'appareil vestibulaire, contribuant à en diminuer la sensibilité.

MM. Pietri et Maupetit ont également recherché *le nystagmus rythmique provoqué chez des sujets qui, de par leur profession, ont acquis un pouvoir d'équilibration supérieur à la normale.* — Pour savoir si l'entraînement à l'équilibration avait une influence sur la sensibilité labyrinthique, nous avons, disent ces auteurs, examiné des gens dont nous supposions l'équilibration la plus parfaite possible. Nous considérerons successivement les acrobates, les équilibristes et les danseurs.

Nous adressant à une catégorie de gens, chez lesquels il était important de ne pas provoquer de phénomènes concomitants trop violents, nous nous sommes contentés de l'épreuve rotatoire. Nous savons, de plus, que les résultats des différentes épreuves présentent des rapports étroits les uns avec les autres, ceux obtenus par une seule d'entre elles peuvent suffire à un examen d'ordre général.

Voici quelques observations intéressantes parmi celles recueillies chez des sujets qui ne présentaient aucun antécédent auriculaire[1].

OBSERVATION. — Mlle Waleska X..., vingt-quatre ans, écuyère acrobate depuis l'âge de treize ans. Pas de nystagmus spontané.

$$10 \text{ tours} + \text{N.H.G.} \quad \begin{array}{l} \text{Nul en V.D.} \\ 25'' \text{ en V.O.G.}[2] \end{array}$$

Secousses faibles assez régulières. Tendance à la chute à gauche à l'arrêt. Légère sensation vertigineuse d'un sens indéterminé.

1. Dans toutes nos expériences le sujet a la tête verticale.
2. Les signes N. H. G. signifiaient nystagmus horizontal gauche et V. D. en vision droite; V. O. G. vision oblique gauche.

10 tours — N.H.D. Nul en V.D.
18″ en V.O.D.

Secousses plus faibles, aussi régulières qu'après les tours +.
Aucune tendance à la chute à l'arrêt. Pas de vertige.

Conclusion. — L'appareil vestibulaire droit est moins sensible que le gauche. Ne serait-ce pas explicable par le sens dans lequel tourne surtout l'écuyère dans la piste du cirque, sens contraire aux aiguilles d'une montre, notre sens — ?

Les quatre observations suivantes se rapportent à des acrobates travaillant ensemble, faisant ce qu'on appelle en termes d'acrobatie la pyramide humaine, dans l'ordre indiqué par nos observations ; en voici les conclusions :

Chez le premier servant de base et soumis simplement à un travail musculaire, l'appareil vestibulaire semble avoir conservé une sensibilité normale.

Chez les trois autres elle est nettement diminuée, et cette diminution qui semblerait plus en rapport avec l'âge du sujet qu'avec la place que chacun occupe dans la pyramide, est probablement la conséquence d'un entraînement plus long à l'équilibration des sujets plus âgés, tous ayant commencé leurs exercices dans l'enfance. Ces trois derniers effectuent des efforts constants d'équilibration et leurs appareils vestibulaires subissent de fréquentes et violentes irritations au cours de leurs exercices.

Obs. 1. — M. Pilade X..., trente ans, acrobate, présente de volumineux othématomes des deux côtés. Pas de nystagmus spontané.

10 tours + N.H.G. 19″ en V.D.
35″ en V.O.G.

Secousses normales en force et régularité. Sensation de vertige à l'arrêt. Tendance à la chute vers la gauche.

10 tours — N.H.D. 12″ en V.D.
30″ en V.O.D.

Secousses normales. Sensation de vertige à l'arrêt avec tendance à la chute vers la droite.

Obs. II. — M. Sylvio X..., vingt-huit ans, acrobate. Pas de nystagmus spontané.

$$10 \text{ tours} + \text{N.H.G.} \quad \begin{array}{l} \text{Nul en V.D.} \\ 15'' \text{ en V.O.G.} \end{array}$$

Secousses très faibles, assez régulières. Sensation de vertige à l'arrêt sans tendance à la chute. Léger état nauséeux.

$$10 \text{ tours} - \text{N.H.D.} \quad \begin{array}{l} \text{Nul en V.D.} \\ 10'' \text{ en V.O.D.} \end{array}$$

Secousses à peine perceptibles. Mêmes phénomènes concomitants qu'après les tours +.

Obs. III. — M. Paoli, vingt ans, acrobate. Pas de nystagmus spontané.

$$10 \text{ tours} + \text{N.H.G.} \quad \begin{array}{l} \text{Nul en V.D.} \\ 20'' \text{ en V.O.G.} \end{array}$$

Secousses rapides, régulières. Aucun phénomène concomitant.

$$10 \text{ tours} - \text{N.H.D.} \quad \begin{array}{l} \text{Nul en V.D.} \\ 18'' \text{ en V.O.G.} \end{array}$$

Secousses rapides, régulières. Aucun phénomène concomitant.

Obs. IV. — M. Alphonse X..., dix-sept ans, acrobate. Pas de nystagmus spontané.

$$10 \text{ tours} + \text{N.H.G.} \quad \begin{array}{l} \text{Nul en V.D.} \\ 15'' \text{ en V.O.G.} \end{array}$$

Secousses très lentes, irrégulières. Pas de phénomène concomitant.

$$10 \text{ tours} - \text{N.H.D.} \quad \begin{array}{l} \text{Nul en V.D.} \\ 10'' \text{ en V.O.D.} \end{array}$$

Secousses très lentes, irrégulières. Pas de phénomène concomitant.

Chez le sujet de l'observation V la sensibilité du vestibule gauche semble très diminuée, celle du droit presque abolie. Ne serait-ce pas explicable par ce fait, que, dans ses exercices multiples, le sujet tourne et pirouette beaucoup plus fréquemment à gauche, dans notre sens —.

Obs. V. — M. Stéphane 'X..., vingt-cinq ans, clown acrobate.
Pas de nystagmus spontané.

10 tours $+$ N.H.G. Nul en V.D.
15″ en V.O.G.

Secousses lentes, régulières. Pas de phénomène concomitant.

10 tours $-$ N.H.D. Nul en V.D.
Quelques secousses seulement en V.O.D.

Aucun phénomène concomitant.

Nous avons examiné quelques danseuses dont nous croyons utile de rapporter les observations, en ajoutant que si nous n'en donnons pas un plus grand nombre c'est que les résultats étaient en tous points semblables aux précédents, si ce n'est une différence de quelques secondes dans la durée du nystagmus.

Après de nombreux tours actifs exécutés par les danseuses, le nystagmus a été trouvé sensiblement de même durée, mais avec des secousses plus fortes et plus rapides.

Obs. I. — Mlle Thérèse L..., première danseuse au Grand-Théâtre, danse depuis l'âge de huit ans, tourne surtout dans le sens $+$. Pas de nystagmus spontané.

10 tours $+$ N.H.G. Nul en V.D.
10″ en V.O.G.

Aucun phénomène concomitant.

10 tours $-$ N.H.D. 12″ en V.D.
32″ en V.O.D.

Léger vertige pendant la rotation et à l'arrêt.

Obs. II. — Mlle Valentine V..., danseuse ; tourne moins et est moins entraînée que la précédente ; tourne presque uniquement dans le sens $+$. Pas de nystagmus spontané.

10 tours $+$ N.H.G. 5″ en V.D.
15″ en V.O.G.

Très léger état vertigineux pendant la rotation et à l'arrêt.

10 tours $-$ N.H.D. 10″ en V.D.
30″ en V.O.D.

Vertige assez fort pendant la rotation et à l'arrêt.

Obs. III. — Mlle Louise V..., danseuse ; tourne surtout à gauche (sens —) ; n'est pas encore très entraînée. Pas de nystagmus spontané.

10 tours + N.H G. $\quad$ 10″ en V.D.
$\qquad\qquad\qquad\quad$ 3o″ en V.O.G.

Vertige pendant la rotation et à l'arrêt.

10 tours — N.H.D. $\quad$ 5″ en V.D.
$\qquad\qquad\qquad\quad$ 15″ en V.O.D.

Très léger état vertigineux pendant la rotation et à l'arrêt.

Nous ajouterons que tous les sujets observés se rendaient exactement compte, pendant la rotation, du sens dans lequel ils tournaient.

_____

IV. Nystagmus provoqué par compression ou raréfaction de l'air contenu dans le conduit auditif. — Chez certains sujets, Hennebert [1] a pu, par des variations de pression aérienne dans le conduit auditif, provoquer une sensation de déplacement des objets ambiants. Nous avons obtenu ce résultat chez plusieurs malades qui présentaient des signes d'irritation labyrinthique consécutive à d'anciennes suppurations de la caisse et aussi chez certains vertigineux (Cauzard).

Sous le nom de _symptôme fistulaire,_ Alexander et Neumann ont décrit un réflexe nystagmique obtenu par la compression de l'air du conduit produite au moyen de la poire de Politzer ou du spéculum de Siegle : Si la coque osseuse du labyrinthe est détruite en un point (fistule), la pression exercée dans le conduit agit directement sur le vestibule et produit une excitation ampullaire : ce signe indique d'une part la fistule osseuse, d'autre part l'intégrité fonctionnelle de la région vestibulaire. Il est à remarquer qu'habituellement le nystagmus est dirigé vers le labyrinthe examiné si l'on comprime, tandis qu'il est de sens contraire si l'on

_____

1. Hennebert, _Réflexe oto-oculaire_ (Soc. franç. de laryngol., 1905) ; — _Labyrinthisme_ (Soc. otol. belge, juin 1906).

fait le vide dans le conduit. Cependant on peut observer ce symptôme chez des malades présentant une susceptibilité exquise du labyrinthe. Nous ne croyons pas que le signe fistulaire ait une valeur absolue ; si Barany affirme avoir constaté l'existence de cette réaction nystagmique dans les cas de fistule, il ne dit pas que le nystagmus ainsi provoqué permette toujours de conclure à une fistule du labyrinthe osseux (*Soc. otolog. Autrich.*, juin 1908).

Pour notre part, nous avons souvent recherché l'existence de ce signe chez des malades porteurs de fistules labyrinthiques constatées à l'opération et il ne nous a pas semblé avoir une valeur réelle, aussi nous bornons-nous à l'indiquer sans en recommander l'emploi systématique.

V. VERTIGE VOLTAÏQUE : NYSTAGMUS PAR EXCITATION ÉLECTRIQUE (COURANTS CONTINUS). — Si on recherche comment réagit le labyrinthe sous l'influence du courant galvanique, on constate l'apparition d'une série de phénomènes subjectifs et objectifs.

Les premiers sont représentés par une sensation vertigineuse plus ou moins grande et plus ou moins désagréable, s'accompagnant ou non de nausées et même de vomissements.

Les phénomènes objectifs sont représentés par des mouvements de la tête et du tronc et par des mouvements associés des yeux (nystagmus).

L'ensemble des troubles produits par le passage du courant galvanique constitue un syndrome désigné sous le nom de *vertige voltaïque*, ou *signe auriculaire de Babinski*.

Le nystagmus galvanique n'est donc qu'une des phases de l'ensemble du vertige, aussi envisagerons-nous d'une façon générale la réaction tout entière, le phénomène nystagmus étant, à notre avis, dans le syndrôme, un des phénomènes les moins nets.

Pour obtenir cette réaction, le courant employé sera de 1 à 10 milliampères et quelquefois 20 milliampères ; en général on ne dépasse pas 3 à 4 milliampères. Les électrodes sont formées par deux tampons placés sur les tragus ou sur les mastoïdes. Nous avons toujours placé le sujet debout, les pieds joints et les yeux fermés. On peut procéder de deux façons : ou bien augmenter la quantité de milliampères progressivement au moyen d'un rhéostat (rhéostat de Bergonié

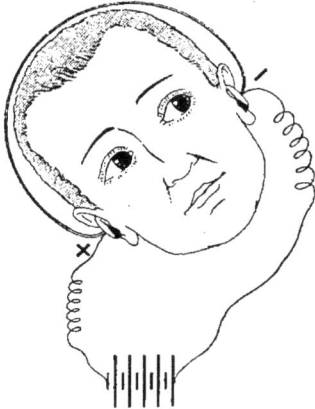

Fig. 22.

Exploration au courant continu ou galvanique. Épreuve du vertige voltaïque normale :
1° La tête s'incline du côté du pôle + entraînant l'inclination du corps.
2° Le nystagmus est dirigé vers le pôle —

de préférence, à cause de la possibilité qu'il donne de doser exactement le courant électrique) ou fermer le circuit pour interrompre brusquement. La secousse de rupture donnant l'excitation la plus grande, nous préférons la première manière, qui donne en même temps la mesure de sensibilité du sujet par le nombre de milliampères employé.

A la clinique électrothérapique de Saint-André de Bordeaux, ainsi qu'on peut le voir sur le travail du Dʳ Roques[1],

1. *Loc. cit.*

l'excitation se fait par fermetures brusques. Cet auteur dit mieux apprécier ainsi les phénomènes objectifs du vertige, surtout le mouvement d'inclination, auquel il accorde le plus d'importance parmi toutes les autres réactions. Pour lui, en effet, c'est ce mouvement qui fait la valeur de l'électrodiagnostic auriculaire, quand il s'agit de dépister les névroses ou la simulation. Il va sans dire que la première fermeture se fait avec une faible intensité (1ma) et que celle-ci est de plus en plus élevée à chacune des fermetures successives. La sensibilité du sujet est indiquée par l'intensité minima pour laquelle apparaît la réaction.

Normalement, le passage progressif du courant de o à 4, 5 milliampères détermine le vertige expérimental. La tête s'incline sur un côté et le corps penche du même côté, qui se trouve être celui du pôle positif. Le nystagmus que l'on peut observer est dirigé du côté négatif; il est moins constant et moins facile à observer que l'inclination de la tête et du corps. Comme la rupture du courant amènerait une exagération brusque du vertige, on ne coupera pas le courant, mais on le diminuera progressivement et rapidement.

Dans le cas où le vertige n'apparaîtra pas nettement du côté positif, on pourra placer le pôle négatif sous la forme d'une grande plaque à la nuque : dans ce cas, le courant employé sera supérieur à la quantité citée plus haut; mais il sera facile, en l'inversant, de savoir si le malade incline au pôle positif ou du côté négatif.

Dans les cas pathologiques : 1° Si l'affection est unilatérale, l'inclination se fait du côté de l'oreille atteinte, quel que soit le sens du courant.

2° L'affection est bilatérale, mais inégale : l'inclination se fait du côté le plus atteint; ou bien, si l'affection labyrinthique est caractérisée par une abolition fonctionnelle, on n'obtient aucun vertige jusqu'à 20 milliampères qui est le maximum que peut supporter le plus souvent le sujet.

Nous avons recherché ainsi le vertige voltaïque sur une

cinquantaine de sourds-muets, avec l'aide du Dr Laquer-
rière.

Sur les sourds complets, sauf deux cas, nous n'avons
jamais noté de vertige, même avec 20 milliampères.

Sur les sourds incomplets, il nous est arrivé d'obtenir des
vertiges avec des intensités plus ou moins grandes : 7 à
8 milliampères par exemple; 25 milliampères dans un autre
cas.

TABLEAU SYNOPTIQUE

DES RÉACTIONS VOLTAÏQUES EN OTOLOGIE.

(D'après le Dr Roques, *loc. cit.*)

ÉQUILIBRATION	Vertige subjectif et objectif, à moins de 8 mA. Entraînement vers le pôle +.	État normal. Troubles hystériques. Troubles tabétiques. Otites externes et moyennes, quelquefois même de l'oreille interne sans participation et avec intégrité de l'appareil vestibulaire.
	Vertige nul ou ne survenant qu'au-dessus de 10 mA. en moyenne. Entraînement vers l'oreille malade en cas de lésion unilatérale, et vers l'oreille la plus atteinte en cas de lésion bilatérale.	Otite interne atteignant surtout les canaux semi-circulaires et leurs ampoules. Otite interne atteignant surtout l'utricule. Otite interne atteignant surtout le saccule. Augmentation de la pression intra-cranienne : Tumeurs, etc...

VI. CONSIDÉRATIONS PRATIQUES ET CLINIQUES SUR LE NYS-
TAGMUS PROVOQUÉ. — Nous allons maintenant, avant de tirer
les conclusions naturelles qui nous paraissent découler de
cette étude, rapporter quelques cas particuliers qui démon-
treront et l'utilité des recherches nystagmiques dans l'examen
fonctionnel du labyrinthe et les difficultés qui peuvent surgir
en pratique dans l'interprétation de quelques cas compliqués.

1° *Médecine légale*. — Il sera d'abord très facile de démontrer l'utilité des épreuves de Barany en médecine légale pour apprécier l'importance d'un traumatisme dans ses rapports avec l'organe de l'audition.

Plusieurs fois nous avons eu l'occasion de pratiquer la recherche du nystagmus expérimental sur des malades se plaignant de la perte fonctionnelle d'une oreille, à la suite d'un traumatisme cranien, et toujours nous avons noté que lorsque l'examen de l'ouïe, fait d'après les procédés habituels, permettait d'admettre une destruction de l'appareil auditif, il existait également une abolition fonctionnelle de l'appareil vestibulaire décelée par l'absence du nystagmus réflexe.

Récemment encore nous avons pu affirmer (Cauzard) une destruction de l'appareil labyrinthique chez un malade qui, à la suite d'un traumatisme du crâne, avait présenté une hémorragie nasale, conjonctivale, sans hémorragie auriculaire. Cet accidenté avait eu une période vertigineuse d'une dizaine de jours et une surdité consécutive; l'accident datait de trois mois.

L'épreuve calorique entre autres fut des plus caractéristiques. Ayant employé de l'eau à 15° pendant une minute pour provoquer une réaction du labyrinthe gauche, supposé détruit, nous n'avons pu obtenir ni nystagmus, ni sensation vertigineuse; tandis que, faisant l'expérience dans les mêmes conditions du côté droit, nous obtenions, au bout de trente secondes à peine, un nystagmus assez violent, qui fut suivi de sensation vertigineuse et de nausées. La concordance du déficit vestibulaire et du déficit auditif nous permit de conclure, conformément aux commémoratifs, à une destruction fonctionnelle du labyrinthe.

Ces faits sont donc d'une importance capitale dans la pratique, étant donné surtout que nous étions jusqu'à ces dernières années assez mal armés pour déceler une simulation savante et bien préparée par des sujets ayant intérêt à nous tromper, et avec nous la justice.

2° *Exposé de quelques faits cliniques.* — Examinons, avant de terminer, quelques cas particuliers à interprétation plus ou moins délicate et difficile.

Supposons un malade atteint d'otorrhée et présentant depuis peu des vertiges, chez lequel l'examen de l'ouïe démontre la disparition de toute réaction auditive et présentant par ailleurs le tableau fonctionnel suivant :

	N. S.	S. F.	R. +	R. —	θ : 25° : 60′	θ : 40° : 60′
Or. droite saine	o	o		N.H.D.: 25′	N.H.G. et N.R. 50′	normal
Or. gauche	o	o	N.H.G.: 6-7′		o	o

Nous conclurons donc de cet examen à l'abolition fonctionnelle du labyrinthe gauche. Devons-nous en tirer la conclusion que ce labyrinthe est à ouvrir? Nous ne le croyons pas. En effet, ces réactions diverses ne démontrent pas la destruction du labyrinthe et, d'autre part, l'absence de symptômes généraux ou de signes méningitiques prescrit l'expectative. C'est ainsi qu'à propos d'une observation publiée dans le travail de Lemaître, nous nous demandons si on était bien en présence d'une labyrinthite suppurée nécessitant la trépanation du vestibule. Voici le fait :

OBSERVATION (de LEMAÎTRE et HALPHEN [1]). — *Labyrinthite aiguë suppurée. Trépanation. Guérison.*

Homme de trente-cinq ans; otite suppurée, récidivée à droite; douleur, vertige, sueurs, vomissements; nystagmus rotatoire vers côté sain. Il n'existe pas de troubles méningitiques ni de symptômes généraux en dehors des sensations de vertige, parfois avec vomissements.

Examen : petite perforation antéro-inférieure du tympan. Douleur mastoïdienne spontanée. Montre non entendue au contact,

1. *Nystagmus et oreille interne* (*Ann. des mal. de l'oreille*, déc. 1908).

les épreuves auditives ne peuvent être faites avec certitude, le Weber semble latéralisé à G. Nystagmus provoque à l'eau froide (10°) dans le décubitus dorsal : à droite, l'irrigation d'une durée de cinq minutes ne modifie en rien le nystagmus spontané; à gauche, elle diminue, puis supprime le nystagmus spontané. Le réflexe est donc aboli à droite, normal à gauche [1].

Intervention : Après l'évidement, il est fait la trépanation du labyrinthe; « il nous semble alors apercevoir un peu de *liquide clair* (?), analogue au liquide des cellules mastoïdiennes. »

Suites opératoires : le malade, quatre heures après, présente toujours le même nystagmus.

Le lendemain, 5 *septembre*, diminution du nystagmus, mais toujours à gauche, du côté sain.

Le 9 *septembre*, encore léger nystagmus.

Le 10 *octobre*, nystagmus provoqué :

Rotation vers la gauche.

Position verticale : Pas de nystagmus.
Tête en arrière :   —   2-3 secousses nystagmiformes.
Tête en avant :   —   4-5   —   —

Rotation vers la droite.

Position verticale : Nystagmus horizontal gauche, 10″.
Tête en arrière :   —   rotation   — } 10 à 12″.
Tête en avant :   —   —   — }

Thermique : eau froide à 10° pendant 90″ à droite, et à gauche; aucun nystagmus même avec irrigation de l'oreille gauche (en contradiction avec l'examen préopératoire).

Étant donné que le nystagmus spontané est la conséquence d'une irritation ou d'une abolition fonctionnelle du labyrinthe; s'il résulte d'une irritation, il doit disparaître aussitôt après la destruction du vestibule lésé ou être remplacé par un nystagmus de sens contraire; tandis que s'il est l'indice d'une destruction du labyrinthe, il doit persister malgré la suppression de cet organe. Or, après la trépanation, le nystagmus spontané a progressivement diminué pour

---

1. Le réflexe n'est pas normal, mais la réaction permet de supposer seulement que le labyrinthe est normal.

disparaître ensuite, ce qui nous porterait à admettre qu'il était de nature irritative.

Hautant a rapporté à la Société parisienne d'otologie une observation fort intéressante où il avait conclu de ses recherches nystagmiques à une abolition fonctionnelle des canaux semi-circulaires, bien qu'il existât des vertiges. L'évidement est pratiqué : on trouve un petit cholestéatome et de l'ostéite au-dessus de la partie horizontale du facial ; quinze jours après, la pression de la paroi labyrinthique, au-dessus de la portion horizontale du facial, provoque un nystagmus ; il y a retour de l'excitabilité calorique, réapparition progressive du nystagmus après rotation du côté malade. Il y a donc eu. chez ce malade une affection du labyrinthe qui a déterminé comme une paralysie transitoire des terminaisons vestibulaires, et de cette abolition fonc-tionnelle, Hautant, avec raison et avec un grand sens clinique, n'avait pas cru devoir conclure à une destruction de l'appareil vestibulaire. Ce fait clinique si intéressant nous permet de refuser à MM. Lemaître et Halphen le droit de dire que l'abolition du réflexe nystagmique et la présence d'un nys-tagmus spontané témoignent d'une labyrinthite suppurée ; mais simplement qu'il existe une suspension fonctionnelle du labyrinthe. Et on ne peut tirer des recherches sur le réflexe nystagmique une notion plus précise, sans s'exposer à des erreurs. Nous ne croyons pas pouvoir dire avec Halphen et Lemaître qu'il existe une conservation du réflexe nystagmique dans les labyrinthites séreuses.

Alexander [1] qui s'est aussi beaucoup occupé de la question à l'occasion de 4 observations de labyrinthite aiguë, tire les conclusions suivantes : en considérant l'excitabilité du laby-rinthe statique, le nystagmus spontané, le vertige et l'audition :

1° Dans la labyrinthite suppurée ;

2° Dans la labyrinthite séreuse ;

[1]. *Archiv f. Ohrenheilk.*, vol. LXXV, p. 1, 1908.

3° Dans la labyrinthite légère au cours d'otite moyenne chronique.

Dans la première, il existe une abolition fonctionnelle définitive.

Dans la deuxième, les fonctions auditive et vestibulaire sont revenues à leur état normal après guérison.

Dans la troisième, l'excitabilité du vestibule n'a jamais été compromise, et l'on n'observa pas de nystagmus spontané du côté sain pendant la première période (excitation).

Nous pouvons compléter ce tableau chronique en rapportant quelques observations intéressantes qui démontrent l'importance des épreuves nystagmiques pour déceler les altérations du labyrinthe au cours de suppurations chroniques de la caisse [1].

Cas de suppuration d'oreille.

OBSERVATION I. — *Fistule labyrinthique double* (service du professeur MOURE).

Paul P..., cinquante et un ans, suppure des deux côtés depuis plusieurs mois. Il y a deux mois l'écoulement a beaucoup augmenté et sont apparus de forts bourdonnements (bruits de sifflet, de cloches) et des vertiges souvent violents, n'ayant cependant jamais amené la chute, mais ayant provoqué quelques vomissements.

Examen direct : les deux tympans sont presque détruits. Écoulement de pus abondant et fétide.

Examen fonctionnel : l'audition semble à peu près nulle des deux côtés.

L'équilibre est très instable, le malade est entraîné tantôt à droite, tantôt à gauche; le plus souvent, semble-t-il, vers ce dernier côté.

Examen du nystagmus rythmique provoqué :

10 tours + ne provoquent aucun nystagmus.

10 tours — produisent quelques petites secousses de N.H.D. en V.O.D. Léger vertige.

---

1. Extrait du travail de PIETRI et MAUPETIT (*Rev. hebdom. de laryngol.*, n° 4, 23 janv. 1909), auquel nous renvoyons les lecteurs désireux de trouver d'autres faits ayant trait soit à des maladies de Ménière, soit à des labyrinthites syphilitiques.

Le sujet ne se rend pas compte *du sens dans lequel il tourne.*

Injection froide :

Dans l'oreille droite : quelques petites secousses de N. H. G. en V.O.G.

Dans l'oreille gauche : rien.

Aucun phénomène concomitant.

On conclut que les deux appareils vestibulaires sont très touchés ; le gauche semble être à peu près détruit. Il doit donc exister une fistule labyrinthique de chaque côté.

Cure radicale faite par M. le professeur Moure le 4 juin 1908. Les deux mastoïdes renferment des matières caséeuses et des fongosités ; il faut faire un large évidement ; la cure radicale est aux trois quarts faite spontanément. De chaque côté on trouve deux fistules labyrinthiques : une au niveau du canal semi-circulaire externe ; l'autre sur le promontoire ; le limaçon est nécrosé, on l'enlève en partie ; on fait la réunion immédiate.

30 juin. — Le malade part guéri. Son audition est nulle, sa stabilité plus assurée. Le nystagmus provoqué se présente comme avant l'intervention.

Obs. II. — *Irritation vestibulaire.*

Irène P..., treize ans. Examinée le 19 juin 1908.

Il y a sept ans, apparition d'un écoulement fétide de l'oreille gauche. Pas de douleur. On opère la malade de grosses végétations adénoïdes et on institue un traitement de l'oreille. Un an après, l'écoulement subsistant, M. le professeur Moure fait l'opération de la cure radicale. La réunion de l'incision rétro-auriculaire se fait par première intention ; l'écoulement purulent par l'oreille n'est pas complètement tari ; peu après, cet écoulement toujours fétide devient plus abondant et, malgré les soins, a toujours duré jusqu'à aujourd'hui ; jamais de douleur, mais, il y a quelque temps, sont survenus des sifflements dans l'oreille gauche et quelques petits vertiges, avec tendance à la chute vers la gauche, vertiges qui deviennent très violents quand on fait dans l'oreille la moindre injection d'eau, même à 37 ou 38°.

Examen fonctionnel. — Côté droit absolument normal. Du côté gauche : perception cranienne un peu diminuée ; la montre n'est pas entendue même au contact de l'oreille ; le Rinne est négatif, mais il faut faire vibrer fortement le diapason.

Troubles légers de l'équilibre : la malade tombe à gauche pendant les expériences.

Examen du nystagmus rythmique provoqué :

Pas de nystagmus spontané.

$$\text{10 tours} + \text{N.R.G.} \quad \begin{array}{l} \text{20}'' \text{ en V.D.} \\ \text{45}'' \text{ en V.O.G.} \end{array}$$

Secousses fortes, faiblement rotatoires, irrégulières. Gros vertiges pendant la rotation, où la malade est entraînée vers sa droite, et à l'arrêt, où elle tombe vers sa gauche.

$$\text{10 tours} - \text{N.R.D.} \quad \begin{array}{l} \text{10}'' \text{ en V.D.} \\ \text{30}'' \text{ en V.O.D.} \end{array}$$

Secousses moins fortes, mais encore irrégulières. Peu de vertige.

Pour les épreuves caloriques on place préalablement dans le fond de l'oreille gauche. où le labyrinthe est à nu, un petit tampon de gaze stérilisée.

Injection froide :

Dans l'oreille droite (au bout de 45″) : N.R.G. $\quad \begin{array}{l} \text{15}'' \text{ en V.D.} \\ \text{45}'' \text{ en V.O.G.} \end{array}$

Secousses assez régulières. Léger vertige.

Dans l'or. g. (au bout de 30″) : N.R.D. $\quad \begin{array}{l} \text{60}'' \text{ en V.D. et en V.O.G.} \\ \text{2}'' \text{ en V.O.D.} \cdot \end{array}$

Secousses très fortes, irrégulières Fort vertige.

Injection chaude :

Dans l'oreille droite N.R.D. $\quad \begin{array}{l} \text{5}'' \text{ en V.D.} \\ \text{20}'' \text{ en V.O.D.} \end{array}$

Pas de vertige.

Dans l'oreille gauche : N.R.G. $\quad \begin{array}{l} \text{15}'' \text{ en V.D.} \\ \text{38}'' \text{ en V.O.G.} \end{array}$

Fort vertige.

On conclut que l'appareil vestibulaire gauche doit être très irrité et qu'il doit exister une nécrose des canaux osseux.

Intervention chirurgicale faite le *23 juillet 1908* par M. le professeur Moure. On trouve un cholestéatome appliqué sur le canal semi-circulaire externe ; sur la paroi osseuse de ce même canal est un point de nécrose ; le point est cureté, cautérisé au chlorure de zinc à 1/10.

A la suite, la plaie cutanée se cicatrise vite, l'écoulement est complètement tari.

15 septembre — Le malade va très bien. Le nystagmus rythmique provoqué correspondant à l'appareil vestibulaire gauche est bien moindre que celui correspondant au côté droit.

6 novembre. — Le nystagmus provoqué a sensiblement la même valeur pour l'un et l'autre côté.

Obs. III. — *Labyrinthite suppurée.*

Amédée T..., vingt-cinq ans, écoulement de l'oreille gauche depuis l'âge de cinq ans; quelques intermittences pendant les premières années seulement. Pus fétide, pas très abondant. Bourdonnements sourds, discontinus.

Il y a trois mois environ, apparition de légers vertiges et de sifflements dans l'oreille gauche, nouveaux symptômes qui ont augmenté progressivement jusqu'à aujourd'hui.

Examen fonctionnel. — L'oreille droite est normale.

A gauche, la perception cranienne est abolie; l'audition est à peu près nulle; le Rinne est —, mais il faut faire vibrer fort le diapason; la perception des sons aigus est diminuée.

Troubles de l'équilibre assez marqués; pendant les différentes épreuves, le malade est entraîné vers la gauche.

Examen objectif. — Le tympan gauche est presque complètement détruit.

Examen du nystagmus rythmique provoqué fait le 26 octobre 1908. — Très légères secousses de nystagmus spontané en V.O.D.

$$\text{10 tours} + \text{N.H.G.} \quad \begin{array}{l} \text{nul en V.D.} \\ \text{10}'' \text{ en V.O.G.} \end{array}$$

Secousses très faibles; le malade ne se rend pas compte du sens dans lequel il tourne; très léger vertige pendant la rotation et à l'arrêt.

$$\text{10 tours} - \text{N.H.D.} \quad \begin{array}{l} \text{10}'' \text{ en V.D.} \\ \text{28}'' \text{ en V.O.D.} \end{array}$$

Léger vertige pendant la rotation et à l'arrêt.

Injection froide :

$$\text{Dans l'oreille droite : N.H.G.} \quad \begin{array}{l} \text{30}'' \text{ en V.D.} \\ \text{60}'' \text{ en V.O.G.} \end{array}$$

Vertige assez violent, nausées.

$$\text{Dans l'oreille gauche : N.H.D.} \quad \begin{array}{l} \text{nul en V.D.} \\ \text{10}'' \text{ en V.O.D.} \end{array}$$

Secousses faibles, très léger vertige.

Injection chaude :

$$\text{Dans l'oreille droite : N.R.D.} \quad \begin{array}{l} \text{20}'' \text{ en V.D.} \\ \text{50}'' \text{ en V.O.D.} \end{array}$$

Secousses faibles, lentes, léger vertige, très légères nausées.

$$\text{Dans l'oreille gauche : N.R.G.} \quad \begin{array}{l} \text{nul en V.D.} \\ \text{quelques secousses seulement en V.O.G.} \end{array}$$

Aucun phénomène concomitant.

Diagnostic. — La suppuration a dû atteindre l'appareil vestibulaire, dont la sensibilité semble être en voie de destruction.

31 octobre. — M. le professeur Moure fait la trépanation pour la cure radicale d'otorrhée.

L'antre est très grand et haut; on y trouve de nombreuses fongosités et une membrane de cholestéatome. Présence de deux fistules sur le canal semi-circulaire externe, d'où sont retirées, à la curette, d'assez abondantes fongosités.

Cautérisation au chlorure de zinc à 1/10, réunion immédiate de la plaie, l'écoulement est tari.

27 novembre 1908. — Le malade est complètement guéri depuis huit jours; plus de vertiges, sauf de très légers dans les mouvements brusques.

Encore quelques petits bourdonnements.

Le nystagmus rythmique provoqué, correspondant à l'oreille gauche, présente des secousses un peu plus fortes et durant 5 secondes de plus qu'avant l'intervention.

Étude des réactions nystagmiques chez les sourds-muets. — Chez les sourds-muets, les résultats varient d'après la cause de la surdi-mutité, et l'importance de l'affection auriculaire.

Chez le sourd complet, par syphilis acquise ou par méningite cérébro-spinale, la fonction vestibulaire a toujours été trouvée abolie (Cauzard).

Dans la surdité congénitale complète, jamais nous n'avons trouvé de fonction vestibulaire, tandis qu'on a pu trouver quelques restes d'irritation des canaux semi-circulaires, lorsqu'on avait des sourds incomplets (Cauzard).

MM. Moure et Maupetit admettent :

1° Chez les sourds-muets dont l'infirmité semble avoir comme étiologie une affection aiguë et qui, tous, sont classés comme sourds, nous constatons une abolition complète des fonctions vestibulaires;

2° Chez ceux dont la surdi-mutité est congénitale, qu'ils soient classés comme sourds, trois quarts sourds ou demi-

sourds, nous reconnaissons, à un degré différent, la présence d'une fonction vestibulaire ;

3° Cette fonction vestibulaire semble développée d'une
façon incomplète et anormale.

VII. RAPPORT ENTRE LES ÉPREUVES THERMIQUE, ROTATOIRE,
ET L'ÉPREUVE GALVANIQUE. — L'un de nous (Cauzard) a également fait une série d'expériences intéressantes sur des
malades atteints d'affections plus ou moins graves de l'oreille
interne, en mettant en parallèle les épreuves nystagmiques et
les réactions électriques. Voici le résumé de ces observations :

a) Sourd-muet seize ans, reste d'audition à gauche. Oreille
droite, pôle positif, 25 milliampères : vertige, pas de nystagmus. Oreille gauche, pôle positif, 25 milliampères : pas de
vertige.

L'épreuve calorique chez ce malade donne à droite un
nystagmus rotatoire pendant plus de deux minutes, après
un courant d'eau à 15° d'une durée d'une minute. La même
épreuve à gauche donne un nystagmus horizontal, avec très
faibles secousses, de moins d'une minute. Il y a donc dissociation des résultats obtenus avec les épreuves vestibulaires
(voltaïque et calorique) et les épreuves auditives.

b) L'examen d'un double évidé presque entièrement sourd
nous donne un vertige avec 12 et 14 milliampères, que le
pôle positif soit à droite ou à gauche, mais le malade
n'incline pas sur le côté, il incline en arrière. L'épreuve
calorique donne un nystagmus positif à gauche après injection d'eau à 20° pendant une minute, tandis qu'à gauche
on n'obtient aucun nystagmus, même avec de l'eau à moins
de 15°.

c) Chez un sourd complet congénital, où l'épreuve calorique à 15° pendant une minute nous avait donné un résultat
absolument négatif, aussi bien à droite qu'à gauche, nous
n'avons pu obtenir par le courant galvanique aucun vertige,
mais nous obtenions, le pôle positif sur l'oreille droite, avec

9

10 milliampères, un nystagmus rotatoire dans le sens des aiguilles d'une montre.

Dans la majorité des cas, chez le sourd complet, nous ne trouvons aucune réaction par le courant galvanique, par la rotation, par l'épreuve calorique (eau froide à 15°)[1].

Il eût été intéressant de mettre en parallèle l'état des appareils cochléaire et vestibulaire. Nous avons essayé de nous rendre compte de ce qui pouvait rester, chez chacun de ces sujets, de la fonction auditive et ce, à l'aide de diapason, de la voix et du sifflet de Galton. Les résultats très contradictoires que nous avons obtenus, en soumettant les mêmes sujets à des examens successifs et espacés, nous ont fait renoncer à une étude plus approfondie. Nous pouvons cependant conclure que l'état de l'appareil vestibulaire ne présente pas de rapports précis avec celui de l'appareil cochléaire. Ceci paraît ressortir également de cette même étude des sourds-muets faite par Alex. R. Tweedie[2].

Voici, du reste, quelques-uns des résultats des expériences faites sur plusieurs enfants atteints de surdi-mutité de causes différentes :

OBSERVATION I. — *Surdité acquise.*

Carmen F..., neuf ans, classé comme sourd ; surdité acquise. convulsions (?) à l'âge deux ans.

Aucun antécédent héréditaire et collatéral.

Pas de nystagmus spontané.

On ne provoque aucun nystagmus quelle que soit la méthode employée.

Aucune sensation désagréable, même après des expériences prolongées.

1. Une longue série de recherches faites à la Clinique Nationale des sourds-muets soit sur des sourds-muets, des sourds acquis complets et incomplets, nous permet de dire qu'en général à un limaçon aboli répond un vestibule aboli, à un limaçon défectueux répond un vestibule défectueux ; nous ne pouvons pas, à l'heure actuelle, dire que la réciproque est vraie ; quelques faits cliniques semblent faire penser que l'infection, la suppuration des canaux semi-circulaires peut rester circonscrite en respectant le limaçon (Cauzard).

2. *The Journal of laryngology,* novembre 1908.

Obs. 11. — *Surdité acquise.*

Gaston X..., quinze ans, classé comme sourd, surdité acquise à la suite d'une méningite à l'âge de deux ans. Aucun antécédent héréditaire ou collatéral.

Pas de nystagmus spontané.

Pas de nystagmus provoqué, quelle que soit la méthode employée.

Aucune sensation désagréable, même après des expériences prolongées.

Obs. 111. — *Surdité congénitale.*

Henri P..., onze ans, sans antécédents.

Pas de nystagmus spontané.

10 tours + N.H.G. nul en V.D.
15″ en V.O.G.

Secousses fortes, irrégulières.

10 tours — N.H.D. nul en V.D.
25″ en V.O.D.

Secousses fortes plus régulières.

Aucun phénomène concomitant.

Eau froide. Oreille droite : N.R.G. 30″ en V.D.
60″ en V.O.G.

Secousses fortes saccadées.

Oreille gauche : N.R.D. 30″ en V.D.
65″ en V.O.D.

Secousses fortes, plus saccadées (en salves).

Phénomènes concomitants : pâleur, vertige, facies altéré, semble avoir des nausées.

Eau chaude. Oreille droite : N.H.D. 5″ en V.D.
18″ en V.O.D.

Secousses irrégulières.

Oreille gauche : N.H.G. nul en V.D.
12″ en V.O.G.

Secousses irrégulières.

Aucun phénomène concomitant.

BOURDONNEMENTS. — Si nous ajoutons à cet examen fonctionnel du labyrinthe l'étude des bruits subjectifs perçus par le malade, nous aurons encore un élément de diagnostic important, étant donné que les bourdonnements d'origine

labyrinthique diffèrent sensiblement de ceux qui résultent
d'une lésion cantonnée à l'appareil de transmission. En effet,
dans la généralité des cas le bourdonnement consécutif à une
lésion de l'appareil dit de transmission, est continu, régulier,
unique (bruit de vapeur, d'échappement du gaz, de la mer,
d'un coquillage approché de l'oreille, etc., etc.), tandis que
les bourdonnements de nature labyrinthique sont d'ordre
musical, la plupart du temps multiples; c'est ainsi qu'à des
bruits de cascade se superposent des sons de cloches (bour-
dons ou clochettes), des sifflements, des fanfares, en un mot
toute une série de bruits plus ou moins graves ou aigus,
variant de nature et d'intensité plusieurs fois dans la journée.
*Il faut se rappeler cependant que les bourdonnements ne sont
pas toujours sous la dépendance d'une affection auriculaire et
que ces symptômes apparaissent sans trouble de l'audition ni
de l'équilibre* lorsqu'ils sont, par exemple, reliés à une altération des centres nerveux ou de l'appareil circulatoire.

De même les bruits subjectifs liés à une altération de
l'oreille varient dans leur forme, leur nature et leur intensité
sous l'influence d'une série de causes (vaso-constriction ou
vaso-dilatation) que connaissent bien la plupart des sourds.

Un fait encore se dégage de notre travail : la possibilité
d'interpréter certains états morbides du labyrinthe malgré
l'absence ou le peu d'importance d'un des symptômes consi-
dérés comme fondamentaux dans toute affection de l'oreille
interne, nous avons nommé la célèbre triade dite de *Ménière:*
vertiges, bourdonnements, surdité.

C'est ainsi que l'on voit des sourds par leur labyrinthe,
bourdonnant et n'ayant que peu ou pas de troubles spon-
tanés de l'équilibre. D'autres fois, ce sont des vertigineux
ayant peu ou pas de bourdonnements et présentant une
diminution *très minime* de l'acuité auditive.

Ainsi s'expliquent, à notre sens, les formes si variées de
la maladie dite de *Ménière*, en réservant toutefois ce nom à

l'affection consécutive à une hémorragie ou une lésion embolique qui supprime tout ou partie, plus ou moins limitée, de l'oreille interne, affection dans laquelle l'ictus du début est indispensable, tout comme dans l'hémorragie ou l'embolie cérébrale. L'ictus sera, du reste, grave ou léger suivant l'importance de la lésion qui lui aura donné naissance.

De cette étude découle encore ce fait très important qu'il est souvent possible dans un cas de vertige de savoir si l'oreille (organe de l'équilibre) est en cause ou s'il faut chercher ailleurs l'explication de ces troubles si décevants et souvent si difficiles à interpréter dans la pratique générale de la médecine.

Conclusions.

Pour terminer les remarques que nous venons de faire sur le nystagmus rythmique provoqué, nous croyons pouvoir établir jusqu'à nouvel ordre, comme règle de ces expériences, les déductions suivantes, sur un sujet sain en position normale, tête droite :

I. Par les tours + nous provoquons du nystagmus gauche, traduction de l'état de l'appareil vestibulaire gauche ; par les tours —, du nystagmus droit, traduction de l'état de l'appareil vestibulaire droit.

II. L'injection d'eau froide provoque un nystagmus dont la direction est opposée à l'oreille injectée.

III. L'injection d'eau chaude provoque un nystagmus dans la direction de l'oreille injectée.

(Un même labyrinthe peut donc donner un nystagmus provoqué dans deux directions opposées.)

IV. Le nystagmus horizontal traduit l'excitation du canal horizontal. Les autres modalités du nystagmus traduisent l'excitation non d'un canal, mais de deux ou de plusieurs canaux; le système vertical réagit par un nystagmus rotatoire.

EXEMPLES : A. *Si on prend un sujet privé récemment d'un labyrinthe mis en position normale, tête verticale; le labyrinthe détruit est supposé du côté gauche :*

I. Par les tours + nous ne provoquons aucun nystagmus gauche, traduction d'une abolition fonctionnelle du vestibule gauche; les quelques secousses éphémères qu'on peut observer sont sous la dépendance du vestibule droit.

II. Pas les tours — nous provoquons du nystagmus droit, d'une durée légèrement inférieure à la normale, traduction de l'état normal du vestibule droit.

III. L'injection d'eau froide dans l'oreille gauche ne produit aucun nystagmus; dans l'oreille droite, provoque un nystagmus à gauche.

IV. L'injection d'eau chaude dans l'oreille droite provoque un nystagmus à droite, et dans l'oreille gauche ne donne aucun nystagmus.

B. *Sur un sujet privé chirurgicalement d'un labyrinthe depuis plus d'un mois* (d'après Barany, Hautant) *il y a comme une compensation du côté aboli par l'intermédiaire du vestibule sain, dans l'épreuve de rotation.*

Sur un tel sujet mono-labyrinthique, en position normale, tête verticale :

Par la rotation, on provoque un nystagmus des deux côtés ; et la durée du réflexe est à peu près égale des deux côtés, mais très inférieure à la normale (Barany, Hautant, Tetens Hald [1]).

N. B. — Des Méniériques unilatéraux à forme vestibulaire examinés à différentes périodes de leur maladie ont *toujours* présenté des réactions nystagmiques diminuées ou disparues pour le côté atteint. Il en a été de même chez les malades auxquels on avait enlevé tout ou partie de leur labyrinthe (région du nerf de l'espace) (Moure.)

Nous n'avons pas vu le nystagmus provoqué paraître dans les cas où un des labyrinthes était réellement et définitivement détruit (Moure).

---

1. Société Danoise, 25 novembre 1908 (*Archiv. internat. de laryngol.*, mars 1909).

RÉSUMÉ GÉNÉRAL

De cette longue énumération d'expériences et d'hypothèses, de cette étude compliquée de l'oreille interne et de ses réactions pathologiques, nous croyons pouvoir extraire un résumé succinct qui pourra servir de base aux cliniciens pour lesquels les théories et les recherches des autres doivent toujours converger vers un résultat pratique.

D'abord il nous faut rappeler que le labyrinthe peut être réellement divisé en deux parties pour ainsi dire distinctes : l'une, *l'organe de l'audition — le limaçon;* l'autre, *l'organe de l'équilibre — le vestibule et les canaux semicirculaires.*

De cette division aujourd'hui classique résulte pour les praticiens la déduction logique qu'une affection de l'oreille peut se limiter à l'un ou à l'autre de ces appareils, tout aussi bien qu'il est possible de les voir simultanément atteints.

Pour la facilité de l'étude, nous avons dû supposer l'altération morbide cantonnée soit au nerf de l'audition, soit au nerf de l'espace, ce qui nous a permis de séparer l'examen fonctionnel de ces deux régions du labyrinthe.

1° **Appareil auditif (Limaçon).** — Pour interroger la région auditive et savoir si la lésion a touché cette importante fonction dans son appareil nerveux, ou au contraire

dans son appareil de transmission, nous avons recours aux
expériences suivantes :

Examen de l'audition aérienne
- à la montre.
- à l'acoumètre de Politzer.
- à la voix chuchotée.
- limite inférieure de l'audition p^r les sons graves. — diapasons graves de Gradenigo de préférence, correspondant à 32, 48, 64, 96, 128 v.d.
- limite supérieure p^r les sons aigus. — monocorde de Schultze [1].

Examen à travers les os du crâne
- Perception cranienne
  - à la montre.
  - à l'acoumètre de Politzer.
- Épreuves aux diapasons de
  - Weber.
  - Schwabach.
  - Rinne.
  - Gellé.
- Épreuves électriques :
  - courants faradiques.
  - courants continus.

Armé de cet arsenal, si l'auriste sait en faire un usage
rationnel, il possède, avec l'historique de la maladie, sa
marche et les autres symptômes, dont il faut toujours tenir
compte en pareil cas, des éléments suffisants pour étayer un
diagnostic et surtout pour formuler un pronostic, chose
capitale en otologie.

2° **Labyrinthe : Vestibule** (Organe de l'équilibre). —
Aux épreuves précédentes qui peuvent fixer sur la participation, plus ou moins grande, de l'organe de l'audition au

---

1. Cet instrument a l'avantage de donner des sons aigus comparables entre eux puisque le nombre de vibrations peut être exactement noté.

processus pathologique, participation fréquente et facile à comprendre si l'on songe aux rapports intimes qui unissent tout l'appareil nerveux de l'oreille interne, il faudra ajouter les recherches sur l'organe de l'équilibre qui devront consister en :

I. Recherches sur la statique :
   { épreuves de Stein.
   {   —   de Mach.
   { vertige de Purkinge.

II. Recherche du nystagmus spontané.

III. Épreuves de Barany (nystagmus rythmique provoqué)
   { par rotation.
   { par calorification.
   { par réfrigération.

IV. Epreuve d'Hennebert ou épreuve fistulaire, par compression et décompression de l'air du conduit.

V. Vertige voltaïque ou épreuve de Babinski.

L'examen de l'appareil auditif est donc rendu difficile par son entière subjectivité et souvent il est fort délicat de pouvoir affirmer chez un malade suspect de simulation, par exemple, la valeur fonctionnelle du limaçon, organe de l'audition.

Par contre, il semble bien que nous possédons une excellente technique pour explorer le vestibule. Cette méthode, quoique encore jeune, ira peu à peu en se précisant davantage et bientôt la question sera sans doute mise au point. D'ores et déjà, contrairement à l'examen de l'organe de l'audition, l'appréciation de l'appareil vestibulaire est objectif, d'où la valeur considérable qui découle de ce fait.

D'autre part, comme la dissociation des deux organes, vestibule et limaçon, n'existe pas toujours en clinique, et que, dans de nombreuses affections, ces deux parties de l'oreille interne sont lésées en même temps, la recherche du nystagmus nous permet de poser avec certitude quelques affirmations.

Par exemple, sommes-nous en présence d'une surdité grave, rapide, et voulons-nous connaître l'étendue et l'importance des lésions, rien ne nous sera plus facile que de chercher le mode de réaction des canaux demi-circulaires.

Si nous constatons l'existence des symptômes indiquant une paralysie vestibulaire, nous devrons réserver notre pronostic et craindre une abolition fonctionnelle totale.

Il est juste de dire que la réciproque n'est pas vraie, la persistance de réaction vestibulaire normale, dans ce même cas, ne nous permettrait pas de porter un pronostic meilleur.

Quoi qu'il en soit, nous sommes convaincus que le neurologiste sera heureux de connaître cette méthode d'exploration vestibulaire, qui peut, dans certains cas, lui fournir des renseignements précieux non seulement sur le vestibule lui-même, mais sur son relais bulbaire, le noyau de Deiters.

Le médecin légiste lui-même possédera dans cette méthode un moyen sérieux de se renseigner objectivement sur l'intensité, la diminution ou la perte fonctionnelle de l'oreille dans sa partie vestibulaire seule, ou dans sa totalité (limaçon et canaux demi-circulaires).

———

Notre travail terminé, nous avons eu sous les yeux une intéressante brochure du Dr Sauvineau, sur la pathogénie du nystagmus. Oculiste, cet auteur considère le nystagmus observé particulièrement dans la sclérose en plaques comme l'expression clinique d'une paralysie associée de latéralité, d'une *lésion intéressant les centres d'association des mouvements oculaires*. Les trois termes, paralysie associée de latéralité, secousses nystagmiformes, nystagmus permanent, ne sont que des manifestations cliniques variées d'altérations *intéressant le même territoire supra-nucléaire*.

Les lésions sont-elles destructives ou irritatives, le nystagmus est de nature paralytique ou d'ordre convulsif. Sauvineau admet que le *nystagmus est dû à une lésion intéressant les centres des mouvements associés et vraisemblablement les centres supra-nucléaires*, et non pas les centres corticaux comme le soutient Kniess.

Ce clinicien explique le nystagmus congénital par un vice de développement des centres d'innervation des mouvements associés de latéralité; puis rappelant les travaux d'Herzfeld et Trombetta qui rattachent le nystagmus dans le cours d'affections de l'oreille à des lésions des canaux demi-circulaires, cet auteur admet que la même affection auriculaire susceptible de produire des phénomènes d'excitation ou de paralysie oculaire puisse chez tel autre déterminer des troubles des mouvements associés sous forme de nystagmus, « pourvu surtout que cet autre y soit prédisposé par le *défaut de développement des centres d'innervation des mouvements associés de latéralité*, suivant notre hypothèse. »

Abordant *le nystagmus des mineurs*, Sauvineau rappelle brièvement les théories oculaire et spasmodique pour exposer les deux théories qui expliquent le nystagmus par des troubles labyrinthiques : Trombetta et Ostino, à la suite d'expériences sur les chiens et sur l'homme, admettent que les bruits répétés et prolongés dans des locaux souterrains, et faiblement éclairés, ou dans l'éclairage diffus du jour seraient capables de provoquer le nystagmus.

Nous ne croyons pas personnellement à la valeur de cette hypothèse : les travaux de Witmack et Siebenmann semblent bien avoir montré la division très nette qui existe physiologiquement entre l'appareil vestibulaire et celui du limaçon ; d'une part, le limaçon seul est influencé par les bruits ; d'autre part, le noyau de Deiters subit une influence excitatrice ou paralysante par l'intermédiaire du vestibule — et non du limaçon. Cependant nous devons à la vérité : 1° de rappeler l'observation de M. Etienne (note de la page 106) : un bruit intense déterminait chez un tabétique les yeux fermés, un nystagmus très prononcé ; 2° de dire que chez les mineurs l'explosion soumet l'oreille à des changements rapides et fréquents de pression atmosphérique.

Plus vraisemblable nous paraît la théorie de Peters, qui prétend que le nystagmus des mineurs dépendrait de la position de la tête : l'extension forcée et prolongée de la tête changerait l'équilibre du liquide labyrinthique et déterminerait des lésions (?) (ou plutôt une irritation vestibulaire) d'où dépendrait le nystagmus.

Ne pouvons-nous pas considérer cette extension de la tête chez le mineur comme une cause d'excitation du labyrinthe, des canaux demi-circulaires, analogue à cette rotation passive que nous employons pour provoquer le nystagmus dans l'exploration du labyrinthe, des canaux demi-circulaires.

Sauvineau[1] admet en tous les cas, sans plus préciser, que l'on serait en présence de troubles réflexes d'origine labyrinthique agissant sur les centres supra-nucléaires, commandant les mouvements associés.

1. Pathogénie du nystagmus in *Revue neurologique*, mars 1909.

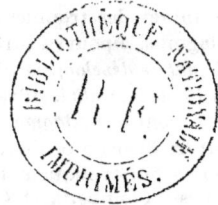

TABLE DES MATIÈRES

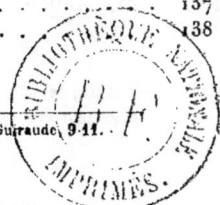

Bordeaux. — Impr. G. GOUNOUILHOU, rue Guiraude, 9-11.

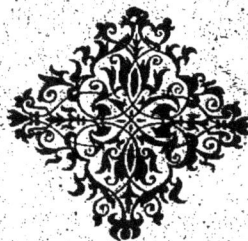

www.ingramcontent.com/pod-product-compliance
Lightning Source LLC
Chambersburg PA
CBHW072311210326
41519CB00057B/4645